DRUCKLUFTERKRANKUNGEN

VON

Prof. Dr. med. P. C. ALNOR, Braunschweig
Prof. Dr. med. R. HERGET, Essen
Prof. Dr. med. J. SEUSING, Kiel

Mit 67 Abbildungen und 11 Tabellen

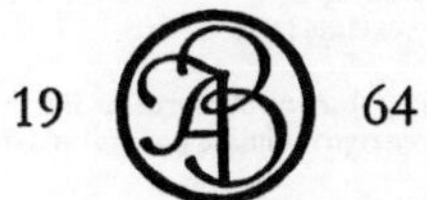

19 64

JOHANN AMBROSIUS BARTH MÜNCHEN

ISBN-13:978-3-642-86448-3   e-ISBN-13:978-3-642-86447-6
DOI: 10.1007/978-3-642-86447-6

Gesamtherstellung: Großdruckerei Erich Spandel, Nürnberg

INHALT

DRUCKLUFTERKRANKUNGEN

I. EINLEITUNG

Das durch den technischen Fortschritt ermöglichte Vordringen des Menschen in Höhen und Tiefen wirft auch für die Medizin infolge des Aufenthaltes in einem veränderten äußeren Milieu eine Reihe von bisher unbekannten Problemen auf.

Aus Erfahrungen und aufgrund experimenteller Untersuchungen kennen wir bestimmte Symptome und Erkrankungen, die dann auftreten, wenn der Mensch solchen „unphysiologischen" Lebensbedingungen ausgesetzt ist. Der große Aufschwung der Technik, der Druckluftgründungen und die Versuche, in größere Tauchtiefen als bisher vorzudringen, wird in immer steigendem Maße das wissenschaftliche Interesse auf die damit verbundenen Probleme lenken. Aber auch der Taucher bzw. der unter Druckluft Arbeitende und im besonderen der Arzt sollte die hierbei auftretenden physiologischen und pathophysiologischen Vorgänge kennen.

Zum besseren Verständnis der Pathogenese der während und als Folge des Aufenthaltes unter Druckluft auftretenden Erkrankungen werden in einem einführenden Abschnitt die Auswirkungen eines allseitig erhöhten Druckes auf den Organismus aufgezeigt. Aufgrund unserer heutigen Kenntnisse können wir die Drucklufterkrankungen in die akuten und chronischen Verlaufsformen unterteilen. Während die akuten Drucklufterkrankungen im unmittelbaren Zusammenhang mit dem Aufenthalt unter einem erhöhten Druck auftreten, entwickeln sich die chronischen Formen entweder aus den akuten Schädigungen oder sie treten als selbständiges Krankheitsbild nach einem beschwerdefreien Intervall auf.

Die verschiedenartigen klinischen Bilder der akuten Drucklufterkrankung, die ja bereits von vielen Autoren beschrieben sind und wie wir sie auch an der Med.-Univ.-Klinik in Kiel in den letzten Jahren bei über 30 Tauchern beobachten konnten, lassen sich unter Berücksichtigung der physiologischen Vorgänge während des Aufenthaltes im Überdruck den einzelnen Druckphasen zuordnen, denen der Taucher bzw. Caissonarbeiter während seines Druckluftaufenthaltes ausgesetzt ist.

Die Kenntnisse dieser Zusammenhänge sind nicht nur wichtig für die Erkennung und Behandlung sondern auch zur Verhütung der akuten Drucklufterkrankungen.

Über die chronischen Drucklufterkrankungen herrscht auch heute noch in vielen Punkten Unklarheit, wodurch mannigfache Fehldeutungen der aufgetretenen Störung möglich sind. Von dieser Form ist vorwiegend das Skelettsystem betroffen. Wenngleich weitgehende Parallelen bestehen zwischen denjenigen Schäden, die bei Arbeiten im Caisson und denjenigen, die beim Tauchen auftreten, so können doch Unterschiede festgestellt werden, auf die später näher eingegangen werden soll.

Seltenere chronische Manifestationen finden sich im Bereich der inneren Organe wie z.B. dem Zentralnervensystem. Es ist auffallend, daß trotz der großen praktischen Bedeutung dieser Fragen, vor allem in versicherungsrechtlicher und gutachtlicher Hinsicht sowie aufgrund der hiermit verbundenen therapeutischen Probleme, in modernen Lehr- und Handbüchern für Unfallheilkunde chronische Gelenkschäden bei Druckluftarbeiten nicht oder nur anhangsweise Erwähnung finden. Das beruht sicher nicht zuletzt darauf, daß einmal über die Entstehung und typischen Erscheinungen dieser Gelenkveränderungen in weiten Kreisen noch sehr wenig bekannt ist und andererseits die Mitteilungen im Schrifttum relativ selten und verstreut zu finden sind. Es fehlt bisher eine große, zusammenfassende Darstellung aller derjenigen Schäden am Bewegungsapparat, die mit Sicherheit als eine Folge von Arbeiten unter Druckluft aufgefaßt werden können. Dabei kann, wie wir sehen werden, in der Regel zwischen den Skelettveränderungen verschiedener Genese unterschieden werden, wohingegen die Arthropathien nicht erkennen lassen, ob sie durch Drucklufteinwirkungen entstanden sind oder eine andere Ursache haben. Die Arbeit über die chronischen Veränderungen am Bewegungsapparat durch Druckluft basiert auf einem Krankengut von 131 Tauchern, die im Laufe der Jahre an der Chirurg.-Univ.-Klinik Kiel untersucht und behandelt wurden. Unseres Wissens wurde bisher keine andere vergleichbar große Zahl von Tauchern klinisch und röntgenologisch durchuntersucht und z.T. langzeitig fortlaufend beobachtet. Zumindest sind derartige Beobachtungen nicht mitgeteilt worden. HERGET konnte bereits im Jahre 1948 und 1952 aus der Chirurg.-Univ.-Klinik Kiel über erste größere Erfahrungen bei der Taucherkrankheit berichten und neue Gesichtspunkte herausarbeiten. In den Jahren 1959 bis 1961 wurden Nachuntersuchungen an 75 Tauchern durchgeführt und zwar an solchen, die bereits in den Jahren 1950 bis 1953 gründlich untersucht worden waren. Wir sind damit in der Lage, den Verlauf von Skelettveränderungen bei einer großen Serie über längere Zeit - 7 bis 11 Jahre - zu beobachten, wodurch sich Hinweise auf den gesetzmäßigen Verlauf derselben und auf zu erwartende Spätschäden ergeben.

Es ist möglich geworden, eine Reihe z. T. noch unbekannter und teilweise strittiger Fragen durch systematische Untersuchungen zu klären. Diese an Tauchern gewonnenen Erkenntnisse sind weitgehend auf die bei Arbeiten im Caisson entstandenen Schäden zu übertragen. Ermöglicht wurden die hier ausgewerteten klinischen und röntgenologischen Nachuntersuchungen durch das Interesse und die weitgehende aktive Mitarbeit der Taucher selbst sowie durch die Hilfe des Landesgewerbearztes von Schleswig-Holstein, Herrn Dr. BENKEN. Hierfür sei an dieser Stelle besonders gedankt.

II. HISTORISCHE ÜBERSICHT

Die ersten Taucher sind ohne Zweifel Nackt- oder Naturtaucher gewesen, die nach Schwämmen, Muscheln, vor allem Perlenmuscheln, in Tiefen von 10 bis angeblich 70 m hinabtauchten und dabei 2, 3, ja sogar 4 Minuten unter Wasser blieben. So wird von Tauchern des türkischen Archipels berichtet (Le Roy de Môricourt), die bis zu 4 Minuten auf bis zu 70 m Tiefe hinabtauchten und infolge der kurzen Dekompressionszeit anschließend Blutungen aus Ohren, Nase und Mund von wechselnder Intensität bekamen. Auch heute wird noch auf diese Weise ohne besondere Hilfsmittel getaucht (sogen. Apnoetauchen).

Schon im klassischen Altertum jedoch begannen die ersten Anfänge des Tauchens mit besonderen Hilfsmitteln. ARISTOTELES (350 v. Chr.) und ARIANOS berichten vom Feldzug Alexanders des Großen und erwähnen hierbei Taucher, die sich kesselartiger Apparate bedienten, um länger unter Wasser bleiben zu können. Von diesen Apparaten - Cason genannt — leitet sich das Wort Caisson ab. PLINIUS berichtet von einem Taucher, der mittels eines fischähnlichen Anzuges unbehelligt die feindliche Flotte durchschwamm. JULIUS CÄSAR beschreibt lederne, durch Harz abgedichtete Tauchapparate.

Im Jahre 1294 soll der englische Mönch ROGER BACON die Taucherglocke erfunden haben. In der Folgezeit beschäftigten sich LEONARDO DA VINCI und VEGETIUS mit diesem Problem (um 1500). JOHANN TAISER beschrieb erstmalig eine Taucherglocke, mittels der sich griechische Taucher bei einer Vorstellung vor Kaiser Karl V. in den Tajo hinabließen. In der Folgezeit wurden zahlreiche Variationen von Taucherglocken und Helmen beschrieben. Für bautechnische Zwecke (Unterwasserbau) wurde ein brauchbarer Apparat jedoch erst im Jahre 1778 von COULOMB und 1779 von SMEATON konstruiert und angewandt. Damit beginnt die Ära der Caissonarbeit im heutigen Sinne unter Verwendung von komprimierter Luft.

Die ersten größeren Erfahrungen in der Verwendung von Druckluft wurden zur Verdrängung von Wasser und Schwemmsand im Bergwerk gemacht. Es war der französische Ingenieur TRIGER, der 1839 erstmalig eine luftdicht abschließbare Kammer zum Ein- und Ausschleusen der Arbeiter im Bergwerk verwandte. Später war es vor allem der Tunnel- und Brückenbau, der die Verwendung von Arbeiten unter Druck erforderte. Beim Brückenbau bei Mainz im Jahre 1850 konnte PFANNMÜLLER einen Plan entwickeln, um mit Hilfe eines geschlossenen Kastens durch Druckluft das Wasser zu verdrängen und über dem Kasten beim Absinken das Mauerwerk aufzuführen. In ähnlicher Weise konnte FLEUR ST. DENIS den ersten Senkkasten für den Bau einer Rheinbrücke bei Kehl im Jahre 1858 konstruieren.

Während Skelettveränderungen bei Tauchern bereits ARISTOTELES bekannt gewesen sein sollen (nach POPPEN und ROBINSON), wird in der neueren Medizin von POL und WATELLE (1864) erstmals die Caissonkrankheit beschrieben und 1871 von BERT das Wesen dieser Krankheit definiert. Er erkannte sie als eine Gewebsverletzung durch Stickstoffblasen, die dann auftreten, wenn der Körper der komprimierten Luft ausgesetzt war und zu schnell aus der Dekompressionskammer herauskam. HELLER, MAGER und v. SCHROETTER konnten im Jahre 1900 eine große zusammenfassende Arbeit, vornehmlich über die Entstehung und Erscheinungen der akuten Drucklufterkrankungen, veröffentlichen. Nach 1900 stammen weitere wichtige Beiträge zur Pathogenese und vor allem auch zur Verhütung der Caissonkrankheit von HALDANE und BORNSTEIN. 1926 wies MAGER auf die Möglichkeit der autochthonen Entbindung von Stickstoff, besonders aus den Lipoiden, für die Entstehung der Dekompressionskrankheit hin. Erst in den letzten Jahren trat die Bedeutung des exogenen Aeroembolismus für die Entstehung der Dekompressionskrankheit immer mehr in den Vordergrund, obwohl die Grundlagen hierfür bereits in den Untersuchungen von EWALD und KOBERT aus dem Jahre 1883 vorlagen.

Infolge der modernen Technik, die zur Lösung ihrer Probleme immer größere Projekte durchführte, häuften sich, wie sich aus den vielen kasuistischen Mitteilungen ergibt, die Erkrankungen durch Druckluft in gleichem Maße, wie die Zahl der bei diesen Arbeiten Beschäftigten zunahm.

Im Hinblick auf die Skelettveränderungen konnte im Jahre 1888 TWYNAM den Fall einer Caissonkrankheit mit massiver Nekrose des Femurschaftes und sekundärer pyogener Osteomyelitis veröffentlichen. Weitere Einzelmitteilungen finden wir bei BASSOE, BORNSTEIN und PLATE. Letztere teilten ihre Beobachtungen beim Bau des Elbtunnels im Jahre 1911 mit. In den 20er Jahren wurde von PLATE ein Fall veröffentlicht, in den 30er Jahren 4 Fälle von CHRIST, und doch konnten RENDRICH und HARRINGTON im Jahre 1940 erst 17 Fälle mit Skelettveränderungen aus der Literatur zusammenstellen. Obwohl zu diesem Zeitpunkt schon wesentliche Grundzüge der Erkrankung und das Wesen ihrer Entstehung bekannt waren, erbrachten die großen Bauprojekte, z. B. des GREENS-MIDTOWN-Tunnel-Projektes 1938 (I. J. THORNE) und des Themse-Tunnels im Jahre 1960 (CAMPBELL und Mitarb.) Untersuchungen der Arbeiter, die mit diesen großen Projekten z. T. jahrelang beschäftigt waren und das Studium derjenigen Bedingungen, denen sie hierbei unterworfen waren, jeweils weitere Fortschritte in der Verhütung und Behandlung der Drucklufterkrankungen.

Über die verschiedenen Formen der akuten Drucklufterkrankungen konnten GERBIS und KÖNIG beim Bau der Autobahnbrücke über die Havel bei Werder in den 30er Jahren größere Erfahrungen sammeln. RÓSZAHEGY und SÓOS berichteten 1956 aufgrund von Beobachtungen an einem großen Krankenmaterial über die Erkrankungen des zentralen Nervensystems im Rahmen der Caissonkrankheit. Zur Prophylaxe der Dekompressionskrankheit liegen ferner wichtige Untersuchungen aus der Luftfahrtforschung vor, die sich seit dem Erreichen großer Höhen und schneller Steiggeschwindigkeiten der Flugzeuge in zunehmendem Maße mit den Erkrankungen infolge einer Druckminderung, der sogenannten Druckfallkrankheit, befaßt hat.

Mit dem Problem der Sauerstoffintoxikation während des Aufenthaltes unter Druckluft hatten sich bereits BERT und BORNSTEIN beschäftigt. Nachdem 1923 MEYER und HOPFF tierexperimentell die narkotische Wirkung des Stickstoffes nachgewiesen hatten, nahmen u. a. DAMANT (1930), BEHNKE, THOMSON und MOTLEY (1935) an Hand ihrer Beobachtungen und experimentellen Untersuchungen an, daß die narkotische Wirkung des Stickstoffes die Ursache des sogenannten Tiefenrausches sei. In den folgenden

Jahren ging man deshalb dazu über, an Stelle von N'$_2$ Helium zum Tauchen zu verwenden oder auch Wasserstoff (ZETTERSTRÖM). Aufgrund der Untersuchungen von BEAN, SEUSING und DRUBE, BÜHLMANN und KELLER ist in den letzten Jahren, im Zusammenhang mit dem Bemühen in größere Tiefe zu tauchen, ferner die Frage diskutiert worden, ob außer Stickstoff nicht noch andere Faktoren als Ursache des Tiefenrausches mit in Betracht gezogen werden müssen.

III. PHYSIOLOGISCHE EINFÜHRUNG

1. Allgemeine Wirkung eines allseitig komprimierenden Druckes auf den Organismus

Auf jedem Quadratzentimeter der Körperoberfläche eines sich in Meereshöhe befindenden Menschen lastet ein Druck von einer Atmosphäre ($=760$ Torr bzw. 1,033 kg oder 10,33 m Wassersäule). Auf die Gesamtkörperoberfläche von 1,5 bis 2 m² umgerechnet, beträgt dieser Druck etwa 15 bis 20 Tonnen ohne spürbar zu sein. Auch Schwankungen des atmosphärisch-barometrisch angezeigten Luftdruckes bleiben unbemerkt. *Beim Aufenthalt im Caisson oder während des Tauchens steht jeder Teil des Körpers unter dem Druck einer Luft- bzw. Wassersäule, deren Höhe sich ergibt aus der Summe von Atmosphärendruck und dem Abstand von der Erd- bzw. Wasseroberfläche gemessen in Metern und in Druck umgerechnet.* Dadurch erhöht sich bei einer Tauchtiefe von 10 m der Druck auf unsere Körperoberfläche um 1 atm. Somit herrscht also in 10 m Wassertiefe ein Gesamtdruck von 2 Atmosphären absoluten Drucks (atm) oder ein Überdruck von einer Atmosphäre (1 atü), in 20 m Wassertiefe $=3$ atm bzw. 2 atü usw. Dieser Druck, der durch Gase oder Flüssigkeiten übermittelt wird, wirkt allseitig komprimierend. Infolge dieser allseitig gleichen Druckerhöhung bleiben die physiologischen Druckgradienten zwischen Thoraxoberfläche und Lungeninnenraum gegenüber den Verhältnissen unter Normaldruck unverändert, was eine der Voraussetzungen für die Aufrechterhaltung von Atmung und Kreislauf auch unter Überdruck ist. Obwohl sich der menschliche Körper gegenüber einem allseitig komprimierenden hydrostatischen Druck ähnlich wie eine Flüssigkeit verhält, also praktisch unkomprimierbar ist, vermögen doch, wie EBBECKE zeigte, von Drucken um etwa 200 atm an, infolge der physikalischen Kompression reversible und irreversible Schädigungen der verschiedenen tierischen und pflanzlichen Lebenserscheinungen bis zur Narkose hin, sogenannte Mechanonarkose, aufzutreten. In unternarkotischer Dosis kommt es zu Reizerscheinungen, in übernarkotischer Dosis zur Kontraktur und Verkürzungen an den Muskeln. Als Erklärungsmöglichkeit für diese Erscheinung wird die Viskositätserhöhung an Zellgrenzen und Zelloberflächen mit einer Erschwerung von Diffusion und Stoffaustausch (Oberflächenverdichtung, Permeabilitätsabnahme) und ihren weiteren Folgen betrachtet. Auch Schädigungen der mikroskopischen Feinstruktur ab etwa 400 atm sind beschrieben worden.

2. Verhalten der Atmung unter Druckluft

Mit dem Verhalten der Atmung unter Druckluft haben sich schon VIVENOT, v. LIEBIG, PANUM und LOEWY u. a. befaßt. Die in der Literatur oft erwähnte Annahme eines Größenzuwachses der Lungenkapazität bei längerem und wiederholtem Aufenthalt im Überdruck konnte weder von RIETZ noch von uns bestätigt werden. Ebenso vermochten wir bei unseren Untersuchungen bis zu 6 atm die früher häufig beschriebenen Veränderungen der Atemfrequenz und der Atemvolumina nicht nachzuweisen. Für die Ventilation ist das Verhalten der Gase bei einem allseitig komprimierenden hydrostatischen Druck von besonderer Bedeutung. Wirkt der Druck gleichzeitig von allen Seiten, so verdrängt er durch Raumeinengung die Gasmoleküle, die solange nach innen unter Volumenverminderung ausweichen, bis der Gegendruck gleich dem Außendruck geworden ist. Diese Beziehungen zwischen Gasvolumen (V) und Druck (P) werden durch das Boyle-Mariottesche Gesetz erfaßt.

$$PxV = konstant$$

das heißt, daß sich der Rauminhalt eines Gases im umgekehrten Verhältnis zum Druck ändert, die Dichte aber im gleichen Verhältnis.

Hieraus ergibt sich, daß mit ansteigendem Luftdruck die Dichte der vom Caissonarbeiter oder Taucher zu atmenden Luft bzw. Gasgemische zunimmt, wodurch es zu einer Erhöhung des turbulenten Widerstandes in den Luftwegen kommt und hierdurch die Ventilation erschwert wird (SEUSING und Mitarbeiter, BÜHLMANN). Deshalb ist, was jeder Taucher weiß, das Pfeifen in einer Wassertiefe von 4 bis 5 atm praktisch unmöglich. Erkennbar ist die mit Zunahme des Luftdruckes eintretende Ventilationsbehinderung an der Abnahme des maximalen durch Hyperventilation erzielten Atemminutenvolumens (Atemgrenzwert). Wie Abb. 1 zeigt, nimmt mit zunehmendem Luftdruck der Atemgrenzwert exponentiell ab. Die Aufrechterhaltung eines normalen Atemminutenvolumens, wie wir dies bis 6 atm beobachten konnten, ist dem Taucher nur durch eine vermehrte Atemarbeit möglich. Aus der Änderung des Verhältnisses von Atemminutenvolumen zu Atemgrenzwert resultiert jedoch mit zunehmendem Druckanstieg eine fortlaufende Verringerung der Ventilationsreserve und damit eine Einschränkung der Belastungsfähigkeit (Abb. 1). Bei etwa 15 atm entspricht schließlich unter Preßluftatmung der Atem-

Abb. 1. Verhalten des Atemgrenzwertes (AGW) und des Atemminutenvolumens (AMV) unter Druckluft (eigene Beobachtungen). Während der AGW mit zunehmendem Druck exponentiell abnimmt, bleibt das AMV in dem gemessenem Bereich bis zu 6 atm unverändert. Allein schon durch den Abfall des Atemgrenzwertes kommt es zu einer Verminderung der Atemreserven

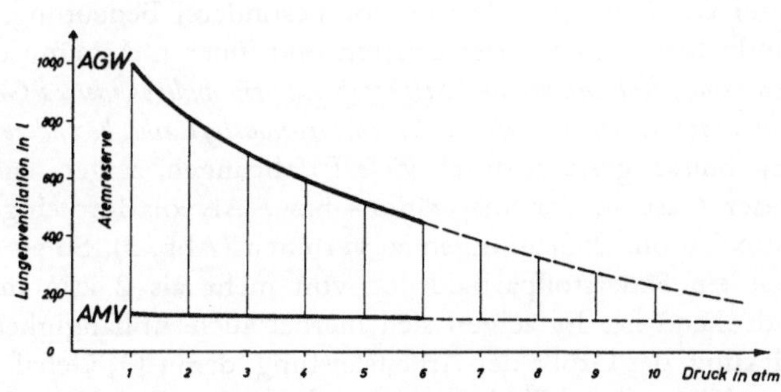

grenzwert dem Atemminutenvolumen. Eine Verbesserung der Ventilation während des Aufenthaltes unter Druckluft, was vor allem für das Tauchen in größere Tiefen von Bedeutung ist, läßt sich durch die Verwendung eines Helium-Sauerstoffgasgemisches anstelle von Preßluft erzielen. Da infolge des niedrigeren spezifischen Gewichtes des Heliums gegenüber Stickstoff die turbulenten Widerstände in den Luftwegen geringer sind und der Atemgrenzwert unter Normaldruck entsprechend größer ist, bleiben trotz der Abnahme des Atemgrenzwertes mit zunehmender Druckhöhe die absolut gemessenen Zeitvolumina gegenüber Preßluftatmung größer, wodurch es zu einer die Leistungsfähigkeit einschränkenden Verminderung der Ventilation erst in größeren Tauchtiefen kommt (Abb. 2).

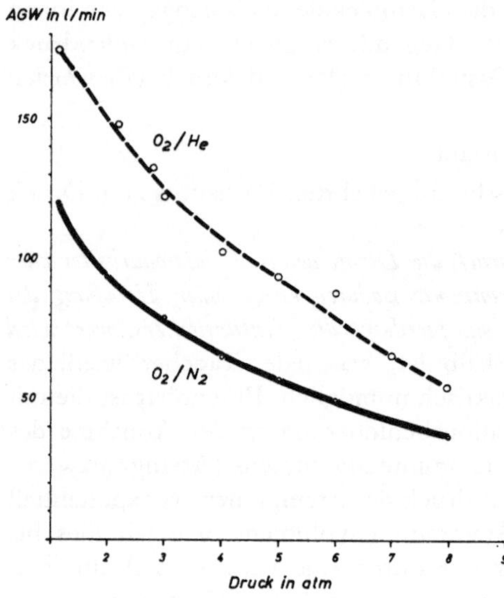

Abb. 2. Verhalten des Atemgrenzwertes (AGW) unter Druckluft bei Atmung verschieden schwerer Gase (eigene Untersuchungen). Sowohl bei dem leichteren He/O_2-Gasgemisch als bei dem schwereren N_2/O_2-Gasgemisch findet sich eine deutliche Abnahme des AGW mit zunehmendem Druck. Infolge des geringeren turbulenten Widerstandes in den Luftwegen bei dem leichteren He/O_2-Gemisch sind die absolut gemessenen Zeitvolumina hierbei höher als unter Preßluftatmung

3. Verhalten des alveolaren Milieus unter Druckluft

Die Veränderungen der Gasspannungen im Alveolarraum während des Aufenthaltes unter Druckluft sind deshalb von besonderer Bedeutung, weil das alveolare Milieu das Bindeglied zwischen der äußeren und inneren Atmung darstellt. *Jedes der 3 Atemgase, Sauerstoff, Kohlensäure und Stickstoff oder ein anderes inertes Gas, bedingt je nach Tauchtiefe und dem prozentualen Gehalt in der Inspirationsluft eine besondere Gefahr.* Die physiologischen Ergebnisse, gestützt durch viele Erfahrungen, zeigen, daß Grenzen für die Teildrucke dieser Gase in der Inspiration- bzw. Alveolarluft eingehalten werden müssen, um Intoxikationserscheinungen zu verhüten (Abb. 3). So ist z.B. bekannt, daß für längere Zeit ein Sauerstoffpartialdruck von mehr als 2 atm in der Inspirationsluft lebensbedrohend ist. Es zeigen sich hierbei auch Abhängigkeiten von der Dauer der Einwirkung, der Größe der Arbeitsleistung, dem CO_2-Gehalt der Einatmungsluft und auch dem Körper- und Trainingszustand des Tauchers bzw. Caissonarbeiters. Der Mindestsauerstoffteildruck in der Einatmungsluft sollte 0,15 atm wegen der Gefahr der Hypoxie nicht unterschreiten. Der maximale CO_2-Druck in der Einatmungsluft liegt bei 0,02 atm, bei Überschreiten dieses Grenzwertes kann es zum Auftreten erheblicher Intoxikationserscheinungen kommen.

Im Hinblick auf das Tauchen in größere Tiefen muß aber noch beachtet werden, daß die Höhe der alveolaren CO_2-Spannung nicht nur vom Kohlensäuregehalt der Inspirationsluft abhängig ist, sondern auch mit von der CO_2-Diffusionsgeschwindigkeit zwischen Alveolarraum und Totraum. Dieser Diffu-

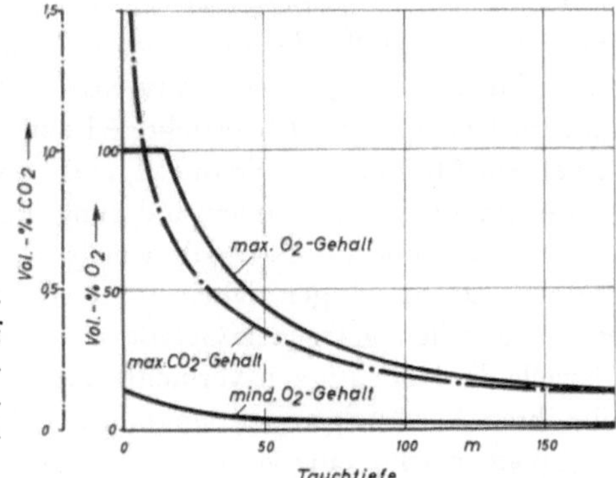

Abb. 3. Darstellung des maximalen O_2- und CO_2-Gehaltes sowie des Mindestgehaltes an Sauerstoff der Einatmungsluft in Abhängigkeit von der Tauchtiefe. Beim Über- bzw. Unterschreiten dieser Grenzwerte droht das Auftreten von Intoxikationserscheinungen

sionsvorgang ist wie jede Gasdiffusion Folge der Eigenbewegung der Moleküle, wobei bekanntlich die Diffusionsgeschwindigkeit mit zunehmender Dichte der Gase abnimmt. Entsprechend halten SEUSING und DRUBE auch die verminderte Diffusionsgeschwindigkeit zwischen Alveolarraum und Totraum beim Aufenthalt unter Druckluft für einen wesentlichen Faktor beim Anstieg der von verschiedenen Autoren gefundenen alveolaren CO_2-Spannung in grösseren Tauchtiefen. Die Bedeutung der Änderung der Gasdiffusionsgeschwindigkeit im Hinblick auf die Größe des funktionellen Totraumes unter den Bedingungen eines herabgesetzten Gesamtdruckes (Höhenaufenthalt), also bei einer Abnahme der Luftdichte, hat bereits FEGLER 1938 nachgewiesen. Sowohl am Menschen als auch tierexperimentell fand er bei Druckminderung auf 267 mm Hg unter normal gehaltenem alveolaren Sauerstoffpartialdruck eine Verkleinerung des funktionellen Totraumes bis zu 30%.

Eine Erhöhung des maximalen Stickstoffteildruckes über 4 atm in der Einatmungsluft wird heute von vielen Forschern als Ursache des sogenannten Tiefenrausches angesehen.

4. Verhalten des respiratorischen Gasstoffwechsels unter Druckluft

Über das Verhalten des respiratorischen Gasstoffwechsels und des Grundumsatzes im Überdruck gegenüber den Verhältnissen bei Normaldruck liegen die unterschiedlichsten Untersuchungsergebnisse, vor allem von älteren Autoren, vor. Während VIVENOT und v. LIEBIG eine Steigerung des Umsatzes fanden, konnten LOEWY und FRAENKEL keine wesentliche Änderung des respiratorischen Gasstoffwechsels nachweisen. Auf eine Steigerung der Stoffwechselvorgänge während des Aufenthaltes im Überdruck bezogen PRAVAZ, BERT und HADRA die von ihnen gefundene erhöhte Stickstoffausscheidung im Urin. Die neueren Untersuchungen von BORNSTEIN, STROINK, ANTHONY und RIETZ, die bis zu einem Druck von 3,75 atm durchgeführt wurden, ergaben keinen Anhalt für die Annahme einer Änderung des respiratorischen Gasstoffwechsels bzw. Grundumsatzes unter Druckluft. Verwertbare Untersuchungsergebnisse über das Verhalten des Gasstoffwechsels bei höheren Druckstufen liegen bisher nicht vor.

5. Verhalten des Kreislaufes unter Druckluft

Um den Einfluß eines erhöhten Druckes auf den Kreislauf zu erfassen, bediente man sich vor allem der Beobachtung der Pulsfrequenz als leicht zu bestimmender Größe.

Die meisten Autoren fanden bei Untersuchungen am Menschen eine Abnahme der Pulsfrequenz unter Druckluft und einen Wiederanstieg nach Dekompression (HELLER, MAGER und v. SCHROET-TER, v. LIEBIG, BERT, LANGE, VIVENOT, MARQUORT und RIETZ, HAGEN und SEUSING u. a.). Im Tierexperiment beobachtete EBBECKE bei dem in situ befindlichen Herzen der Garnele ein Absinken der Frequenz, ebenso wie WÜNSCHE und LAURENZ am Kaninchen unter 4 atm. Diese Pulsfrequenzänderung führte man auf verschiedene Faktoren zurück. PANUM, LANGE und VIVENOT nahmen als Ursache den vermehrten Druck auf die Körperperipherie an. Sie gingen dabei von der Überlegung aus, daß durch die Kompression der oberflächlich gelegenen Gefäße und der dadurch erschwerten Fortpflanzung der Pulswelle die Herztätigkeit vermehrt wird. Diese zusätzliche Belastung des Kreislaufes sollte ihren Ausdruck in der Senkung der Pulsfrequenz finden.

v. LIEBIG machte eine vermehrte Lungendehnung für die Pulsänderung verantwortlich, ebenso wie auch MARQUORT und RIETZ. Nach den tierexperimentellen Untersuchungen von SEUSING ist es unwahrscheinlich, daß diese mechanischen Faktoren die Ursache für die Pulsfrequenzänderung unter Überdruck sind, es handelt sich hierbei vielmehr um die Auswirkung des erhöhten Sauerstoffpartialdruckes in der Einatmungsluft.

Während RIETZ bis 2,5 atm meist eine geringe Erniedrigung des systolischen Blutdruckes bei gleichbleibendem diastolischen Druck fand, konnten wir bis zu einem Druck von 6 atm keine signifikante Änderung des Blutdruckes gegenüber Normaldruck nachweisen. FAITELBERG, OCAN und RATNER konnten bis zu einem Überdruck von 4 atm keine Änderung des Herzminutenvolumens feststellen, erst ab 5 atm fanden sie eine geringe Erhöhung. Leichte Muskelarbeit führte bei 3 bis 5 atm allerdings zu einem stärkeren Anstieg des Herzminutenvolumens als unter Normaldruck.

So gut uns die Veränderungen des Elektrokardiogramms bei Unterdruck bekannt sind, so wenig Sicheres wissen wir über seine Veränderungen unter erhöhtem Luftdruck, da bisher keine größeren Untersuchungsreihen hierüber vorliegen, sondern lediglich Beobachtungen an einem kleineren Material. So ermittelte BREU bei Caissonarbeitern in 41 % ein erhöhtes T, OSZAKI und SZCZEKLIK stellten während des Aufenthaltes unter Druckluft eine Erhöhung von T, Senkung von ST und eine Verlängerung von PQ fest. MARQUORT und RIETZ dagegen konnten bei ihren Untersuchungen im Caisson außer einer Verlagerung der Herzachse in einigen Fällen keine Abweichungen nachweisen. HAGEN und SEUSING führten elektrokardiographische Untersuchungen an 22 Versuchspersonen unter Druckluft bis 2,5 atm durch. Dabei zeigte sich in einigen Fällen eine Verlängerung der Überleitungszeit und eine Hebung der Zwischenstrecke während der Kompressionsphase. Bei 3 Versuchspersonen traten vereinzelt Extrasystolen auf. Die absolute und relative Kammererregungsdauer nahm unter Druckluft, unabhängig von der Pulsfrequenz und der Höhe des Überdruckes, zu.

6. Verhalten des roten Blutbildes, der Blutmineralien, der Alkali-Reserve und der Fermente unter Druckluft

Hierüber gibt es bisher nur einzelne Mitteilungen, so daß keine gesicherten Kenntnisse vorliegen. Im roten Blutbild scheint eine Tendenz zur Abnahme der Erythrozytenwerte während des Aufenthaltes im Überdruck zu bestehen, Schwankungen der Blutmineralien lagen im Bereich der Norm. Die Alkali-Reserve verhält sich während des Aufenthaltes unter Druckluft wechselnd, bei körperlicher Belastung scheint früher eine Azidose einzutreten als unter Normaldruck. Auch bei vereinzelten Bestimmungen der Aldolasen und Transaminasen bis zu 6 atm fand Albano keine sicheren Abweichungen von der Norm.

7. Verhalten der Gasabsorption und Gasabgabe unter Druckluft

Nach den Gesetzen von Henry und Dalton lösen sich Gase in Flüssigkeiten entsprechend ihrem Teildruck. Für den menschlichen Organismus, der zu etwa 80 % aus Flüssigkeit besteht, stellen die Lungenbläschen die maßgebliche Oberfläche des Gasaustausches mit der umgebenden Luft dar. Bei einer Betrachtung der während des Aufenthaltes unter Druckluft in Lösung gehenden und sich wieder entbindenden Gasmengen, muß deshalb der Partialdruck der einzelnen Gase im Alveolarraum zugrunde gelegt werden. Die Löslichkeit im Organismus hängt dabei von der Gasart und dem Lösungsmittel ab, *wobei für das Verständnis der Drucklufterkrankungen wichtig ist zu wissen, daß die Löslichkeit des Stickstoffes an Lipoiden etwa das 5- bis 6fache der Wasserlöslichkeit beträgt* (Quincke).

Der Gasgehalt des Organismus setzt sich mit dem Teildruck der einzelnen Gase im Alveolarraum durch Diffusion in Austausch, bis Partialdruck und gelöste Gasmenge in dem Verhältnis stehen, das durch die Löslichkeitskoeffizienten mitbestimmt wird. Hieraus ergibt sich z.B., daß der Stickstoffgehalt eines 70 kg schweren Mannes, der unter Normaldruck (1 atm) etwa 840 ccm beträgt, bei 4 atm in Abhängigkeit von der Verweildauer bis auf 3 360 ccm ansteigen kann (de la Camp, Gerbis und König). Auch bei plötzlicher Änderung der Zusammensetzung der Gase im Alveolarraum, wie z.B. bei einem Wechsel der geatmeten Gasgemische, kommt es nicht zu einer Gasabgabe, sofern sich nicht der Gesamtdruck ändert. Da für die Lösung der Gase auch die Dauer der Druckerhöhung mit von Bedeutung ist, scheint es verständlich, daß bei Tauchern, die oft nur für kurze Zeit einem erhöhten Druck ausgesetzt sind, es zu einer anderen Verteilung des Stickstoffes in den verschiedenen Geweben kommt als bei Caissonarbeitern, die sich in der Regel wesentlich länger unter Druckluft aufhalten.

Während der Druckentlastung, also in der Dekompressionsphase, überwindet der Druck der im Gewebe und den Körperflüssigkeiten gelösten Gase die Kohäsion ihres Lösungsmittels. Es entstehen überall kleinste Bläschen, die mit dem Blutstrom zur Lunge transportiert werden. Hier erfolgt dann durch Diffusion die Abgabe nach außen. Dieser Vorgang der Entgasung gleicht dem Sieden einer Flüssigkeit, das eintritt, sobald der Dampfdruck den äußeren Luftdruck überschreitet. Das Volumen des freiwerdenden Gases ist dabei von wesentlicher Bedeutung für die Gasblasenbildung. Geschieht die Dekompression langsam, so ist daher ein Ausgleich der Gasspannungen durch Diffusion möglich. *Im Falle einer raschen Druckerniedrigung sind die Bedingungen zur Gasblasenbildung dann gegeben, wenn, wie* Haldane *nachweisen konnte, der Quotient aus Gesamtdruck vor und nach Druckerniedrigung größer als 2,3 wird.* Während man früher gegen die Gefahren der unzeitigen Stickstoffentbindung einen sehr langsamen und allmählichen Druckabfall für richtig hielt, ergab sich aus den tierexperimentellen Untersuchungen von Haldane, daß für die Abatmung des Stickstoffes ein stufenweiser Druckabfall günstiger ist. Die

HALDANEsche Methode verlangt nach jedem stufenweisen Druckabfall ein längeres Verweilen auf der erreichten niederen Stufe. Für größere Tauchtiefen und längere Tauchzeiten wurde von KELLER und BÜHLMANN das HALDANEsche Modell zur Berechnung der Dekompressionszeiten erweitert. Praktische Erfahrungen mit dieser Methode liegen jedoch noch nicht vor.

IV. AKUTE DRUCKLUFTERKRANKUNGEN

Unter den akuten Drucklufterkrankungen fassen wir die Gesundheitsstörungen zusammen, die als direkte Folge der Einwirkung des erhöhten Druckes während oder kurze Zeit nach dem Aufenthalt unter Druckluft auftreten und mit akuten Krankheitserscheinungen einhergehen. Solche akuten Drucklufterkrankungen sieht man immer dann, wenn die aufgezeigten physiologischen Grenzen während des Aufenthaltes unter Druckluft überschritten werden und es zu folgenden pathologischen Verhältnissen kommt:

1. zu Änderungen des Druckgradienten zwischen Körperoberfläche und Lungeninnenraum bzw. Nasennebenhöhlen und Paukenhöhle (klin. Bild: Barotrauma).

2. zur Überschreitung der physiologischen Grenzwerte der Partialdrucke der Atemgase in der Einatem- bzw. Alveolarluft (klin. Bild: Intoxikationserscheinungen).

3. zur Gasblasenbildung im Blut und Gewebe infolge zu rascher Dekompression (klin. Bild: Dekompressionskrankheit, Caissonkrankheit bzw. Druckfallkrankheit).

Die verschiedenen Formen der Drucklufterkrankungen können, wie sich aus ihrer Pathogenese ergibt, nur während bestimmter Phasen der Gesamtdruckerhöhung vorkommen, wenn wir zwischen der Kompressionsphase, der Isokompressionsphase und der Dekompressionsphase unterscheiden. Während des Druckanstieges in der Kompressionsphase können nur Funktionsstörungen infolge einer unphysiologischen Druckdifferenz zwischen der Körperoberfläche und den mit der Außenluft in Verbindung stehenden Körperhöhlen auftreten. In der Isokompressionsphase müssen vor allem die Intoxikationserscheinungen infolge der erhöhten Partialdrucke der Atemgase in der

	Kompressionsphase	Isokompressionsphase	Dekompressionsphase
	Anstieg des Gesamtdruckes Anstieg des Partialdruckes für O_2, CO_2 u. N_2	Kontinuierlich erhöhter Gesamtdruck Kontinuierlich erhöhter Partialdruck für O_2, CO_2 u. N_2	Abfall des Gesamtdruckes Abfall des Partialdruckes für O_2, CO_2 u. N_2
Barotrauma	Auftreten von Druckdifferenzen zwischen 1. Umgebungsdruck und Nasennebenhöhlen bzw. Paukenhöhle 2. Körperoberfläche und Lungeninnendruck (Absturzerkrankung)	Intoxikationserscheinungen infolge des erhöhten Partialdruckes für O_2, CO_2 u. N_2	Intra- und extravasale Stickstoffblasenbildung exogener Aeroembolismus (Dekompressionskrankheit)

Drucklufterkrankungen

Tab. 1. Beziehung zwischen den einzelnen Druckphasen während des Aufenthaltes unter Druckluft und den verschiedenen Bildern der Drucklufterkrankung

Einatmungsluft bzw. im Alveolarraum beachtet werden. Die Dekompressionskrankheit kann nur bei Druckentlastung, also in der Dekompressionsphase, in Erscheinung treten (Tabelle 1).

1. Das Barotrauma (Squeeze)

Das Barotrauma ist, wie bereits ausgeführt wurde, *die Folge einer Änderung der Druckverhältnisse zwischen Körperoberfläche und den Körperhöhlen, die mit der Außenluft in Verbindung stehen.* Hierbei entsteht infolge einer Druckausgleichsstörung in den betreffenden Höhlen ein relativer Unterdruck gegenüber dem Umgebungsdruck.

a. Barosinusitis

Bei einem absoluten und auch relativen Unterdruck in einer Nebenhöhle — zumal, wenn er stark ist und rasch erfolgt — kommt es zu Schädigungen der Schleimhaut, die ödematös anschwillt, submukös blutet, sich schließlich abhebt und einreißt. Es treten Haematome und Nasenbluten auf. Typisch für solch eine Barosinusitis sind heftige, stechende Schmerzen in der Kieferhöhlen- und Stirngegend.

In der Regel findet man krankhafte Veränderungen im Bereich der Nebenhöhlenostien. Die ganze Skala der entzündlichen und nichtentzündlichen Nasenschleimhautschwellungen kommt hierfür in Frage, von der einfachen Rhinitis angefangen. Solche Zustände verhindern das Einströmen von Luft entsprechend der äußeren Druckerhöhung. ZANGE konnte Schwellgewebe in der Ostiengegend nachweisen. Es kann sich auch etwa durch eine Schleimhautfalte ein Ventilmechanimus ausbilden. Wir konnten einige solcher Unfälle in relativ frischem Zustand untersuchen. Dabei ergab sich, daß es sehr wohl möglich war, Luft bzw. die Spülflüssigkeit in die Nase gelangen zu lassen. Erzeugte man zudem künstlich einen Unterdruck in der Kieferhöhle, so strömte keine Luft von der Nase nach, und es entstand der typische, stechende Schmerz, eine Art dolor ex vacuo. Zum anderen konnten wir in einem Fall nachweisen, wie sich der Abschlußmechanismus an den Ostien erst während des Unterdruckes ausbildete. Gelang eine erste Luftaspiration prompt, so erwies sich bei einer Wiederholung nach wenigen Minuten eine massive Behinderung des nasalen Luftzustroms. Es braucht also ein derartiger Insult nicht gleich das erste Mal einzutreten, wenn die äußeren Voraussetzungen gegeben sind.

Immerhin bleibt noch ein Rest unter den Patienten, bei denen das typische, schmerzhafte Stechen auch bei offenen Ostien auftritt. Theoretisch ist dies bei einer Nasenrachenstenose (u. U. Anlegen des weichen Gaumens an die Epipharynxwand) und gleichzeitigem Tragen einer Nasenklemme denkbar. Jedoch fehlt hierfür noch der Beweis.

Das Hauptkontigent unserer Patienten bilden die Schwimmtaucher, welche die Tauchtiefe, bei der eine solche Erscheinung auftritt, auf 4 bis 8 m schätzen.

Die Barosinusitis — nicht zu verwechseln mit der Badesinusitis durch anaerobe Infektion — bildet sich gern stetig, je nach Ausmaß, in Stunden oder Tagen zurück. Ist ein erster Rückgang nach wenigen Stunden nicht erkennbar, muß die Nebenhöhle gespült werden.

Bei Tauchern müssen also hyperplastische Nebenhöhlen- und Nasenschleimhauterkrankungen (chron. Entzündung u. U. mit Polyposis) beseitigt werden, so daß auch eine gut ausreichende Luftdurchgängigkeit der Nase weitgehend gewährleistet werden kann. Bei Schnupfen und sonstigen akuten Katarrhen der Nase sollte nicht getaucht werden. Borken bei atrophischer Rhinitis wären vorher zu beseitigen.

b. Barotitis

Am Ohr haben wir zwei Höhlungen, die Ort eines Barotraumas werden können. Das ist einmal der äußere Gehörgang, wenn dieser durch eine Badekappe nach außen hin abgeschlossen ist. Ist das Trommelfell intakt und die Tube ausreichend ventilierbar, kommt es durch den relativen Gehörgangsunterdruck zu einer Auswärtswölbung der Trommelfelle und schließlich zu einer Ruptur nach lateral mit ihrer typischen zentralen Lage im hinteren oder vorderen unteren Quadranten in der Mitte zwischen dem Umbo und dem Annulus fibrosus. Die Perforation ist unregelmäßig polygonal oder oval, mit gezacktem, blutig tingiertem Saum, zeigt u. U. Risse und Lappenbildungen. Die Sugillationen sehen anfänglich hellrot, später dunkelbräunlich aus und sind noch einige Zeit zu beobachten. Nach SCHUBERT platzt ein normales Trommelfell schon ab 530 Torr, regelmäßiger bei 927 Torr (= 1,22 atm).

Des weiteren bildet die größtenteils knöchern umgrenzte Paukenhöhle unter bestimmten Voraussetzungen einen abgeschlossenen, lufthaltigen Raum. Eine Voraussetzung ist das intakte Trommelfell, eine andere die mangelnde Tubenventilation. Der Druckausgleich zwischen Rachen, d. i. also der Außendruck, und Mittelohr erfolgt im allgemeinen automatisch durch Schluck- und Kaubewegungen — Funktion der Mm. tensor und levator veli palatini — oder den Valsalva'schen Versuch. Das kann bei rasch eintretendem und erheblichen Druckunterschieden gelegentlich nicht geschehen, z. B. beim Absturz eines Flugzeuges, beim Versagen der Druckkabine oder bei einem entsprechenden Zwischenfall eines Tauchers im Überdruckanzug, wie überhaupt bei allzuschnellem Ein- oder Ausschleusen in Über- und Unterdruckkammern. Stets muß indessen der geringere Druck im Mittelohr herrschen, denn ein größerer entweicht durch die Tube von selbst.

Begünstigt wird die Bildung eines relativen Unterdruckes in der Paukenhöhle durch entzündliche Schwellungen und verlegende anatomische Veränderungen im Nasenrachenraum (z. B. adenoide Reste, Tumoren, Nasenpolypen).

Doch auch bei gesundem Nasenrachen kann u. U. ein solcher Insult auftreten, wenn nämlich die Tubenventilation, z. B. beim Abstieg, ausbleibt. Bei einer Höhendifferenz von 1 000 m Abstieg oder entsprechender Druckdifferenz beim Taucher (nach RÜEDL funktionieren die Tubenöffner ab 80 bis 90 Torr Unterdruck in der Pauke nicht mehr) werden durch den größeren Außendruck die ventilartig gelagerten Weichteile der Tubenmündung (ZÖLLNER, FRENZEL u. a.) in die Öffnung hineingepreßt, derart, daß auch beim Schlucken und Kauen kein Ausgleich mehr möglich ist und nur noch der Valsalva'sche Versuch, das Politzern oder der Tubenkatheterismus helfen. Dies ist indessen vielfach nicht sogleich durchführbar. Seltener kommt es bei sehr akuten Zwischenfällen gar zu einer Perforation, leichter reißt schon eine bestehende Narbe ein.

Hält der Tubenverschluß bei intaktem Trommelfell einige Stunden an, sinkt das Trommelfell maximal ein, läßt Haemorrhagien und Injektionen erkennen. In der Paukenhöhle bildet sich ein seröser Erguß — durch Blutungen ein Haematotympanon —, also ein Krankheitsbild, welches wochenlanger Behandlungen bedarf.

Die subjektiven Erscheinungen sind heftige stechende Ohrschmerzen und Schwer-
hörigkeit mit einem Audiogramm nach Art des Tuben-Mittelohrkatarrhs.

c. Barotrauma der Zähne und des Auges

Gelegentlich können auch in kleinen Hohlräumen der Zähne, die durch einen haar-
feinen Gang mit der Außenluft in Verbindung stehen, Druckausgleichsstörungen auftreten, die zu heftigen Zahnschmerzen führen und mit Ansammlung einer blutig-
serösen Flüssigkeit in diesen Hohlräumen einhergehen kann. Auch die beim Sporttauchen benutzte einfache 2-Fensterbrille kann zur Druckdifferenzerkrankung führen
Als Folge des hierbei bestehenden Unterdruckes können Blutungen am bzw. hinter
dem Auge auftreten.

d. Das Blaukommen der Taucher

Wesentlich bedrohlicher ist das gelegentlich bei Tauchern mit einem Schlauchhelm-
gerät auftretende Barotrauma infolge einer unphysiologischen Druckdifferenz zwischen
der Körperoberfläche und dem Lungeninnenraum, wobei ein relativer Unterdruck in der
Lunge herrscht und erhebliche Störungen der Atmung und des Kreislaufes auftreten
können. Beim Caissonarbeiter oder auch beim Sporttaucher vermag es zu einem solchen
relativen Unterdruck im Lungeninnenraum nicht zu kommen, da die Voraussetzung
hierfür der Taucheranzug mit dem starren Kopfteil und dem elastischen Anzug ist
(BORNSTEIN, v. MAUNTZ).

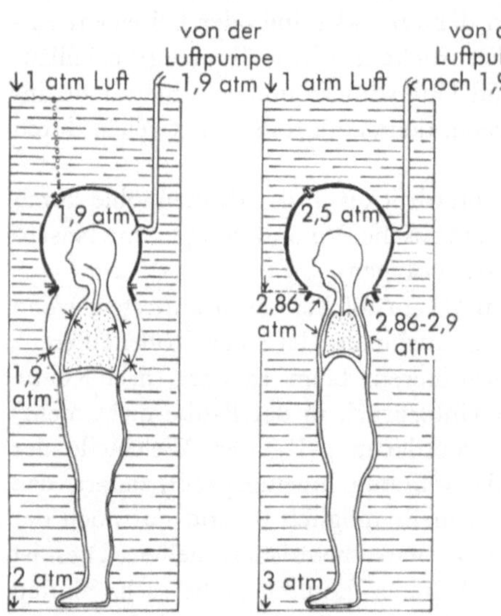

Abb. 4. Darstellung der Druckverhältnisse bei
einem Taucher in 10 m Tiefe. In der Luftblase,
im Anzug, im Helm und Thoraxinnenraum
herrscht der adäquate Druck von 1,9 atm, so
daß der Druckgradient von Thoraxoberfläche
zu Lungeninnenraum der Norm entspricht.
Beim Absturz auf 20 m Tiefe entsteht infolge ungenügender Luftzufuhr ein Unterdruck im
Helm-Lungenbereich gegenüber der Thoraxoberfläche, wodurch es zu dem Bild der Absturzerkrankung kommt (nach v. MAUNTZ)

Bei zu raschem auf Tiefe gehen oder auch beim Absturz und gleichzeitig ungenügender Luftzufuhr stehen Kopf, Hals und Lungeninnenraum unter einem niedrigeren Druck als der übrige Körper (Abb. 4).

Der hierdurch auftretende, relative Unterdruck im Lungeninnenraum führt zu einer ungenügenden Belüftung der Lunge, da die Kraft der Atemmuskulatur nicht ausreicht, um gegen das bestehende Druckgefälle ein ausreichendes Atemvolumen zu fördern. Bei einer Druckdifferenz von über 50 Torr kann dann in wenigen Minuten der Erstikkungstod eintreten (STIGLER). Andererseits kommt es infolge des relativen Unterdruckes im Helm zu einer Kompression im Halsbereich durch den elastischen Anzug. Hierdurch entsteht eine Blutstauung im Kopfgebiet, ähnlich wie bei oberer Einflußstauung. Wegen des Entstehungsmechanismusses wird diese Erkrankung auch als Absturzerkrankung bezeichnet oder wegen der bläulichen Verfärbung des Gesichtes in Zusammenhang mit der Kreislaufstörung als das „Blaukommen" der Taucher.

Das gleiche Vorkommnis kann auftreten, wenn beim Schlauch-Helm-Taucher durch einen Abriß des Luftschlauches plötzlich die Luftzufuhr unterbrochen wird und gleichzeitig eine Undichtigkeit des Rückschlagventiles besteht. Hierbei entsteht ebenfalls ein relativer Unterdruck im Helmbereich und im Lungeninnenraum gegenüber der Körperoberfläche (Abb. 5).

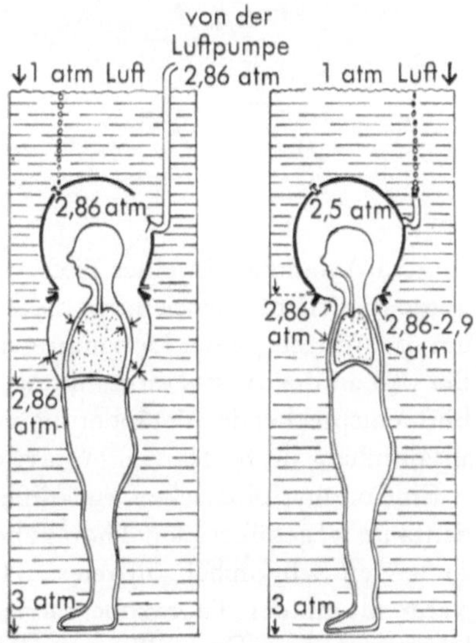

Abb. 5. Darstellung der Druckverhältnisse bei einem Taucher in 20 m Tiefe vor und nach Abriß des Luftschlauches. Der Abriß des Luftschlauches führt bei beschädigtem Rückschlagventil zu einem Druckabfall im Helm-Lungenbereich (eigene Beobachtung). Auch hierdurch können unphysiologische Druckdifferenzen zwischen Thoraxoberfläche und Thoraxmitte entstehen und zum Blaukommen führen (modifiziert nach v. MAUNTZ)

Zwei dieser Fälle konnten wir in den letzten Jahren an unserer Klinik beobachten. Beide Taucher hatten in etwa 17 bis 20 m Wassertiefe gearbeitet, als plötzlich der luftzuführende Schlauch abriß. Sie konnten noch rechtzeitig das Notsignal geben, trotzdem boten sie aber schon das typische Bild des Blaukommens, wie es 1895 erstmals ALTSCHUL beschrieben hat. Es fanden sich eine dunkelblaue Verfärbung des Kopf-Halsbereiches mit oedematösen Schwellungen, Lidoedemen und eine Schwellung der Zunge (Abb. 6). Ferner bestanden Blutungen im Bereich der Konjunktiven, der Mundhöhle und der Ohren. Diese gesamten Krankheitserscheinungen klangen innerhalb von 3 bis 4 Wochen ab. Spätere Nachuntersuchungen ergaben keinen Anhalt für irgendwelche Spätschäden. Auch RÖER beobachtete, daß zumeist keine wesentlichen Funktionsstörungen zurückbleiben, wenn die akute Gefährdung überstanden wird. Bei der Behandlung des Blaukommens der Taucher ist zu beachten, daß bei entsprechend

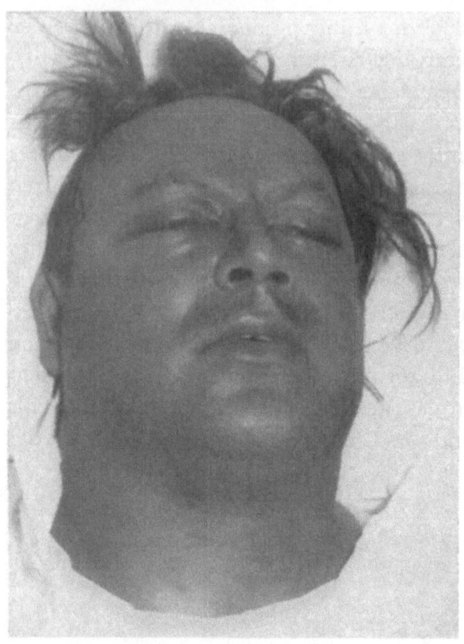

Abb. 6. Oedematöse Schwellung des Hals-Kopfbereiches mit Lidoedem und cyanotischer Verfärbung bei einem Taucher mit Absturz-erkrankung bzw. Blaukommen (eigene Beobachtung)

langem Aufenthalt in einer Tiefe von über 13 m, nach dem Hochziehen sofort wieder, unter ärztlicher Überwachung, die Rekompression in einer Druckkammer erfolgen muß, um das Auftreten einer Dekompressionskrankheit als weitere Komplikation zu verhüten. Bei den an der Absturzerkrankung verstorbenen Tauchern finden sich dem klinischen Bild entsprechende Veränderungen im Kopf-, Hals-Lungenbereich und eine Luft-ansammlung im re. Herzen (WIETHOLD).

Eine unphysiologische Druckdifferenz mit einem relativen Unterdruck im Lungenin-nenraum gegenüber der Thoraxoberfläche kann auch beim Sporttauchen mit einem zu langen Schnorchel auftreten. Hierbei steht die Lunge unter Atmosphärendruck, während auf der Thoraxoberfläche ein der Tauchtiefe entsprechender Druck lastet. Übersteigt diese Druckdifferenz 50 mm Hg, so tritt plötzlich der Erstickungstod ein.

Auch während des Tauchens ohne Atemgerät, beim sogenannten Apnoetauchen, besteht für den Taucher die Gefahr eines relativen Unterdruckes in der Lunge, da sich hierbei das in der Lunge befindliche Luftvolumen entsprechend der Tauchtiefe ver-ringert. So hat sich z.B. bei einem Druck von 4 atm das ursprüngliche Volumen auf $^1/_4$ vermindert und entspricht somit annähernd der Residualluft. Bei weiterem auf Tiefe gehen kommt es zu einer nochmaligen Verkleinerung des Luftvolumens der Lunge. wodurch intrapulmonal ein relativer Unterdruck entstehen kann mit schweren Lungen-bzw. Herzschäden und, in seltenen Fällen, einer Beteiligung des knöchernen Thorax, Die Tiefe, bis zu welcher der Taucher beim Apnoetauchen vordringen kann, ist also, wie sich hieraus ergibt, mitbegrenzt durch das Verhältnis von Totalkapazität zu Residualluft.

Umgekehrt kann es beim Ausstieg aus dem U-Boot mit oder ohne Tauchretter und bei unvermeid-baren plötzlichen Druckstürzen, wie z.B. beim Auftauchen wegen Störungen eines Atemgerätes infolge ungenügender Ausatmung, zu einem relativen Überdruck im Lungeninnenraum kommen, wodurch nicht nur die Gefahr einer Lungenruptur droht, sondern auch die einer arteriellen Gasembolie (sog. exogener Aeroembolismus).

2. Intoxikationserscheinungen

Infolge der Erhöhung der Partialdrucke der Atemgase Sauerstoff, Kohlensäure und Stickstoff oder eines anderen inerten Gases in der Inspirationsluft bzw. Alveolarluft können während des Aufenthaltes unter Druckluft durch Überschreiten der oberen physiologischen Partialdruckgrenzen Intoxikationserscheinungen auftreten, die das Leben des Tauchers bzw. Caissonarbeiters gefährden.

a. Sauerstoffintoxikation

Gleichzeitig mit der Erkenntnis, welche Bedeutung dem Sauerstoff für den Stoffwechsel zukommt, wurde schon die Vermutung geäußert, daß reiner Sauerstoff die lebende Zelle schädigen müsse. Diese schädliche Wirkung wies erstmals BERT tierexperimentell nach, und zwar beobachtete er, daß Tiere bei Atmen reinen Sauerstoffes unter mehreren Atmosphären Überdruck starben. Bereits BERT vertrat die Ansicht, daß die toxische O_2-Wirkung nicht allein vom Sauerstoffgehalt in der Einatmungsluft abhängig sei, sondern vom Produkt aus Prozentgehalt und Gesamtdruck, also dem O_2-Partialdruck. Wie die Untersuchungen vieler Autoren ergaben, können in Abhängigkeit von der Höhe der Sauerstoffspannung und der Verweildauer die verschiedenartigsten Veränderungen und Störungen leichter und schwerer Art auftreten.

Während BEHNKE und Mitarbeiter am Menschen bei 4 stündiger Atmung von 1,0 atm Sauerstoff keine Änderung des Atemminutenvolumens feststellen konnten, ebenso wie CLAMANN und BECKER-FREYSENG bei ihrem Selbstversuch über 65 Stunden bei $0,95\,atm\,O_2$, fanden SHOK und SOLEY bei 33 Versuchspersonen, die für 20 Minuten reinen Sauerstoff unter Atmosphärendruck geatmet hatten, eine Zunahme des Atemzeitvolumens. Die Ursache hierfür sehen sie 1. in einem ansteigenden Kohlensäuredruck im Atemzentrum infolge einer eingeschränkten CO_2-Transportkapazität des venösen Blutes durch ungenügende Reduzierung des Oxyhaemoglobins, 2. in einer Änderung der Hirndurchblutung als Folge der Hyperoxie und 3. in einer gesteigerten Erregbarkeit des Atemzentrums. Im Gegensatz hierzu sprechen die Befunde von OPITZ, NIELSEN und SMITH, LOESCHKE und GEERTZ, SEUSING und DRUBE eher für eine verminderte Ansprechbarkeit des Atemzentrums auf den CO_2-Reiz während der Atmung reinen Sauerstoffes. Obwohl die alveolare CO_2-Spannung bei der Atmung reinen Sauerstoffes vermindert ist (BECKER-FREYSENG und CLAMANN u. a.) bleibt die Größe der alveolaren Ventilation unverändert (SEUSING und DRUBE). Im Hinblick auf das Verhalten des respiratorischen Gasstoffwechsels fanden die meisten Autoren keine Änderung der O_2-Aufnahme während Sauerstoffatmung, teils aber eine verminderte CO_2-Ausscheidung.

Die wiederholt beobachtete Verringerung der Vitalkapazität bei Atmung von 0,45 bis 1,0 atm Sauerstoff sieht COMROE als Zeichen einer frühzeitigen Schädigung der Lunge durch den Sauerstoff an. Wie sich tierexperimentell zeigte, treten Durchblutungsänderungen an der Lunge schon frühzeitig auf. SEUSING und HEUCK beobachteten bei intravitalmikroskopischen Untersuchungen durch die intakte Pleura am Kaninchen bereits nach 5 minütigem Atmen reinen Sauerstoffes die deutlichen Zeichen einer reaktiven Hyperämie. Bei länger dauernder Atmung von Gasgemischen mit einem erhöhten O_2-Partialdruck finden sich dann die bereits von SMITH und später SCHMIEDE-HAUSEN, CLAMANN, BECKER-FREYSENG und LIBEGOTT, BINGER, FAULKNER und MOORE, PICHOTTKA unter anderen beschriebenen pulmonalen Veränderungen mit Blutüber-füllung der kleinen und größeren Lungengefäße, Exsudat in den Alveolarräumen, bronchopneumonischen Herden, Atelektasenbildung, interstitielles Oedem und auch Pleuraexsudat.

Im Verhalten des Kreislaufes bei erhöhtem O_2-Partialdruck ist die auffallendste Erscheinung die dabei auftretende Bradykardie. Dieser bereits von HILL und MACLEOD 1903 beschriebene Befund wurde später noch von vielen Autoren bestätigt. Während ANTHONY und KÜMMEL bei Hyperoxie EKG-Veränderungen in Form einer Verlängerung der Systolen-Dauer, der Überleitungszeit und der ST-Strecke beobachteten, konnten BECKER-FREYSENG und CLAMANN solche nicht feststellen. Einige Untersucher beschrieben ferner Änderungen der Durchblutung am Augenhintergrund und im Bereich des Gehirns mit ansteigendem Sauerstoffpartialdruck (CUSIK, BENSON und BOOTHBY, WOLFF und LENNOX, BEAN). Die in der Literatur zu findenden von einander abweichenden Angaben über das Verhalten des Blutes bei erhöhtem O_2-Partialdruck beruhen wahr-scheinlich auf der unterschiedlichen Höhe des Sauerstoffteildruckes und der verschieden langen Zeitdauer, während der das entsprechende Gasgemisch geatmet wurde. So scheint bei kurzfristiger Erhöhung des O_2-Partialdruckes die Möglichkeit einer Abnahme der Erythrozytenzahl, des Haemoglobins und des Serumalbumins zu bestehen, ferner ein Anstieg des Blutzuckers und Phosphors im Serum (FULL und FRIEDRICH, IZUMIYAMA, ANTHONY, SHILLING und Mitarbeiter). Bei länger dauernder Atmung von 0,9 bzw. 1,0 atm Sauerstoff sahen BECKER-FREYSENG und CLAMANN ebenso wie COMROE keine Änderung des Haematokritwertes sowie der Zahl der Erythrozyten und des Haemoglobins. Wie tierexperimentelle Untersuchungen von ACHARD, BINET und LE BLANC zeigten, kann es aber im Zusammenhang mit dem Auftreten des Lungenoedems infolge zu langer O_2-Atmung zu einer Polyglobulie kommen.

Bei sehr hohen Sauerstoffteildrucken (ab etwa 2 atm) wird das Bild der Sauerstoff-vergiftung von den Erscheinungen seitens des Zentralnervensystems, wie tonisch-klonische Krämpfe, stupor-artige Zustände (BORNSTEIN und STROINK, BEHNKE und Mitarbeiter, LAMBERTSEN, DONALD und TAYLOR) beherrscht. Als Prodromalsymptome werden Zittern und Spasmen der Gesichtsmuskulatur, der Finger, der Beine und evtl. der Atemmuskulatur angegeben. Dann setzen plötzlich generalisierte Krämpfe ein, die schnell zum Tode führen können. Zahlreiche Untersuchungen unter hohem Sauerstoff-partialdruck ergaben, daß die Latenzzeit bis zum Auftreten dieser Intoxikations-erscheinungen nicht nur von der Höhe des O_2-Teildruckes allein abhängig ist, sondern auch von individuellen Faktoren. So schwankt zum Beispiel die Latenzzeit nicht nur von Individuum zu Individuum, sondern auch beim gleichen Menschen von Tag zu Tag. Außerdem wird das Auftreten der zentral-nervösen Intoxikationserscheinungen begünstigt durch körperliche Arbeit und auch durch CO_2-Zusatz zur Einatmungsluft. P. BERT, der sich als einer der ersten ausführlich mit der Frage der toxischen Wirkung des Sauerstoffes befaßte, nahm an, daß er ein Zellgift sei. Später sah man in erster Linie die O_2-Vergiftung als eine CO_2-Intoxikation an, die ihre Ursache in einem CO_2-Rückstau, durch die bei Hyperoxie infolge ungenügender Reduktion des Oxyhämoglobins eingeschränkte Transportkapazität des venösen Blutes, haben sollte. Heute sieht man, ähnlich wie schon BERT, die toxische Wirkung des Sauerstoffes in einer Zellschädigung mit einer dadurch hervorgerufenen Oxydationshemmung, die vor allem die Kohlehydrate und deren Abbauprodukte betrifft.

Für die klinischen Belange ist es vorteilhaft, die Sauerstoffintoxikation in Abhängigkeit von der Höhe des O_2-Partialdruckes und der Verweildauer in verschiedene Grade einzuteilen. Diese verschiedenen Stadien lassen sich nicht immer scharf gegeneinander abgrenzen, es können naturgemäß auch Übergangsformen zur Beobachtung kommen.

Oxydose 1. Grades (O_2-Partialdruck 0,6 bis 1,0 atm, Verweildauer bis zu 12 Stunden): Hierbei stehen die Veränderungen am Kreislauf, des Blutes und der Atmung im Vordergrund, ohne daß Störungen oder Schädigungen zu beobachten sind.

Oxydose 2. Grades, subakute Oxydose (O_2-Partialdruck, 0,6 bis 2,0 atm, Verweildauer 12 Stunden bis mehrere Tage): Die subakute Oxydose ist vor allem charakterisiert durch die Zeichen der pulmonalen Schädigung mit Bronchitis, Bronchopneumonie, Atelektasenbildungen und Lungenoedem. Sowohl für das Tauchen als auch für das Arbeiten im Caisson hat die subakute Oxydose praktisch keine Bedeutung, da die Verweildauer hierbei unter dem erhöhten Sauerstoffpartialdruck nur auf wenige Stunden beschränkt ist.

Oxydose 3. Grades, akute Oxydose (O_2-Partialdruck über 2 atm, Verweildauer kurzfristig): Die akute Oxydose ist in erster Linie gekennzeichnet durch die Intoxikationserscheinungen von Seiten des Zentralnervensystemes, wie allgemeine Unruhe, Übelkeit, Schwindel, Muskelzuckungen im Gesicht- und Lippenbereich und generalisierten Krämpfen, bei denen dann der Tod eintritt. Die Latenzzeit bis zum Auftreten dieser Erscheinungen ist neben individuellen Faktoren abhängig von der Höhe des O_2-Teildruckes, sowie der Arbeitsleistung und dem CO_2-Gehalt der Einatmungsluft. Aus den bisherigen Beobachtungen am Menschen und den Untersuchungen an Tieren ergibt sich die für die Praxis des Tauchens wichtige Feststellung, daß zur Vermeidung der durch eine akute Oxydose drohenden Gefahren der Sauerstoffpartialdruck 2 atm nicht übersteigen sollte. Beim Atmen reinen Sauerstoffes ist es daher angebracht, nicht tiefer als 10 m, bei Verwendung eines Gasgemisches mit 50% O_2-Gehalt bis 30 m und unter der Benutzung von Preßluft höchstens bis zu 90 m Tiefe zu tauchen.

Hypoxie: Ebenso wie infolge einer Erhöhung des Sauerstoffpartialdruckes in der Einatmungsluft können dem Taucher auch bei Verwendung bestimmter Gasgemische oder auch apparativer Fehler Gefahren drohen durch eine Erniedrigung des O_2-Teildruckes. So rufen schon 0,12 bis 0,16 atm O_2 beim ruhenden Menschen eine Tachycardie und vertiefte Atmung hervor. 0,10 atm Sauerstoff kann bereits zur Bewußtlosigkeit führen und bei 0,06 atm tritt der Erstickungstod ein.

b. CO_2-Intoxikation

Der Organismus des Menschen bedarf eines bestimmten Kohlensäurevorrates bzw. einer gewissen CO_2-Spannung im Blut und Gewebe, wenn seine Funktionen — und zwar gerade die lebenswichtigen, wie z. B. Atmung, Säure-Basengleichgewicht und Kreislauf — in normaler Weise ablaufen sollen. Durch eine Zunahme der Kohlensäure im Körper kann es deshalb leicht zu Störungen dieser lebenswichtigen Funktionen, bzw. zu Intoxikationserscheinungen kommen. Beim Tauchen oder beim Aufenthalt im Caisson vermag eine Kohlensäureretention aufzutreten:

1. Infolge einer ungenügenden Absorption der ausgeatmeten CO_2 oder einer unzureichenden Lufterneuerung mit einem dadurch bedingten Anstieg des CO_2-Gehaltes in der Inspirationsluft und

2. durch eine alveolare Hypoventilation infolge der beim Überdruck zunehmenden Luftdichte, erkennbar an einem Anstieg der alveolaren CO_2-Spannung bei normalem Kohlensäuregehalt der Einatmungsluft (BEAN, SEUSING und DRUBE).

Jeder Anstieg des Kohlensäurevorrates im Körper führt in erster Linie zu einer Stimulation der Atmung, einer Verschiebung des Säurebasengleichgewichtes, zu Herz-Kreislauffunktionsstörungen und Erscheinungen von Seiten des Zentralnervensystemes.

LAMBERTSEN konnte durch die Atmung von Gasgemischen mit 0,01 bis 0,30 atm CO_2 nachweisen, daß der maximale Effekt auf die Atmung bei 0,10 bis 0,15 atm erreicht wird und der weitere Anstieg des Atemzeitvolumens mit Zunahme des CO_2-Gehaltes der Inspirationsluft dann relativ gering ist. Von Wichtigkeit für die Frage der Auswirkung eines erhöhten Kohlensäuregehaltes in der Einatmungsluft auf die Atmung erscheint die Feststellung von SCHÄFER, daß bei langdauernder Atmung von 0,03 atm CO_2 der atem-wirksame Schwellenreiz der Kohlensäure nach etwa 3 Tagen in den Bereich höherer CO_2-Spannungen rückt und nach 6 Tagen sich eine deutliche Herabsetzung der Erregbarkeit des Atemzentrums findet. Ferner ist seit einiger Zeit bekannt, daß Kohlensäureatmung, wahrscheinlich durch eine Erweiterung der Bronchien, zu einer Vergrößerung des Totraumes führt. NISSEL konnte die dilatierende Wirkung von CO_2 auf die Bronchien der isolierten Lunge nachweisen.

Eine weitere unmittelbare Folge der CO_2-Retention ist eine kompensatorische Erhöhung der Serumbicarbonatkonzentration bzw. der Alkali-Reserve, um den H_2CO_3/HCO_3-Quotienten bzw. den P_H-Wert möglichst im Bereich der Norm zu halten. Dies wird ermöglicht durch eine vermehrte Bicarbonatrückresorption in den Nierentubuli bei gleichzeitig gesteigerter Ausscheidung von H- und Chlorionen. Die unterschiedliche Wirkung niederer und hoher CO_2-Konzentrationen zeigt sich auch am Verhalten der Serumbicarbonatkonzentration. Wie MALORNY tierexperimentell nachweisen konnte, steigt bei Anwesenheit geringer CO_2-Mengen in der Inspirationsluft die Alkali-Reserve an (kompensierte respiratorische Azidose), um bei stärkerer Erhöhung abzufallen (dekompensierte respiratorische Azidose). Zur Aufrechterhaltung des Säure-Basengleichgewichtes dienen außerdem noch weitere Mineralverschiebungen, die mit osmotisch-bedingten Wasserverschiebungen vergesellschaftet sind. So beobachtet man u. a. bei hohem Anstieg des Kohlesäuredruckes eine deutliche Erhöhung des Serum-Kaliums.

Die Auswirkungen eines erhöhten CO_2-Druckes auf den Kreislauf sind entsprechend den verschiedenen Angriffspunkten der Kohlensäure am Kreislaufsystem unterschiedlich (PRICE). Es scheint eine direkte Einwirkung eines erhöhten pCO_2 bzw. der dabei auftretenden Azidose nach den Untersuchungen von NAHAS am Herz-Lungenpräparat möglich zu sein, wodurch es zu einem akuten Versagen des Myokards zu kommen vermag. Im Hinblick auf das Verhalten des Blutdruckes ist bekannt, daß bei einer mäßigen Erhöhung des CO_2-Druckes nur ein geringer Anstieg des arteriellen Druckes auftritt, während in Verbindung mit einer starken CO_2-Erhöhung ein Blutdruckabfall droht.

BÜCHERL konnte nachweisen, daß unter einem Kohlensäuredruck von 600 bis 700 Torr die Blutdruckamplitude kontinuierlich kleiner wird und der Druck linear abfällt, auch das Herzzeitvolumen zeigt unter diesem Druck eine deutliche Änderung im Sinne einer Abnahme. Im Lungenkreislauf führt ein Anstieg des CO_2-Druckes, wie u. a. BÜHLMANN zeigen konnte, zu einer Erhöhung des Druckes in der Arteria pulmonalis. Auch die Hirndurchblutung wird durch eine Erhöhung des CO_2-Druckes beeinflußt und zwar findet sich bis zu etwa 0,07 atm in der Inspirationsluft eine gesteigerte Durchblutung und mit dieser Durchblutungssteigerung einhergehend ein Anstieg des Liquordruckes (BERNSMEIER u. a.).

Der Einfluß der Kohlensäure auf das Zentralnervensystem war schon BERT bekannt, der feststellen konnte, daß beim Warmblütler unter einem CO_2-Gehalt von 60 bis 70 Vol. % im Blut Narkose eintritt. Er empfahl deshalb sogar die Kohlensäure als unschädliches Narkotikum. Spätere Untersuchungen von WOODBURY und KARLER und anderen zeigten, daß es bei erhöhtem CO_2-Druck gleichzeitig sowohl zu Erscheinungen der Stimulation als auch der Depression am Zentralnervensystem kommt. Unter langdauernder Einwirkung von 0,03 atm CO_2 beobachtete SCHÄFER am Menschen charakteristische Veränderungen des Bewußtseins und der Empfindung, und zwar fand er in den ersten 24 Stunden eine mehr erregende und in der folgenden Zeit eine vorwiegend dämpfende Wirkung. Letztere ähnelte einem Zustand zwischen Schlaf und Wachen. Auch im EEG bestanden entsprechende Veränderungen.

Unter Zugrundelegung der klinischen Bilder bei einer CO_2-Retention im Körper können wir die *akute Hyperkapnie* von einer mehr *subakut-chronischen Verlaufsform* unterscheiden. Die akute Hyperkapnie, verursacht durch einen steilen und hohen Anstieg der alveolaren CO_2-Spannung auf 200 Torr und mehr, geht mit den Erscheinungen einer vergrößerten Atmung, Schweißausbruch, Ohrensausen, Erbrechen und schließlich Bewußtlosigkeit einher. Bei der subakut-chronischen Hyperkapnie dagegen, die bei einer nur mäßigen Erhöhung des CO_2-Druckes auftritt, steht vor allem die Verschiebung des Säure-Basengleichgewichtes mit ihren Folgeerscheinungen, Symptome infolge bestimmter Kreislaufveränderungen wie pulmonale Hypertonie und gesteigerter Hirndurchblutung einschließlich Liquordruckanstieg und Störungen von seiten des Zentralnervensystemes sowohl im Sinne der Stimulation als auch Depression im Vordergrund.

Zur Verhütung einer CO_2-Intoxikation beim Tauchen bzw. Aufenthalt im Caisson ist es einerseits notwendig, daß in der Inspirationsluft 0,02 atm CO_2 nicht überschritten werden und andererseits beim Tauchen in größere Tiefen eine alveolare Hypoventilation vermieden wird.

c. N_2-Intoxikation

Stickstoff gehört ebenso wie Helium, Argon, Neon, Krypton und Xenon zu den inerten Gasen, die keine chemischen fixen Verbindungen mit anderen Zellsubstanzen eingehen. Gemeinsam ist diesen Gasen ferner die Eigenschaft, unter bestimmten Bedingungen eine narkotische Wirkung zu haben. Für Stickstoff wurde dieser narkotische Effekt erstmals 1923 von MEYER und HOPFF tierexperimentell nachgewiesen. Und zwar fanden sie, daß beim Feuersalamander und Frosch unter Preßluft bei 90 atm Narkose eintrat. Nach CARPENTER würde beim Menschen bei 80 % N_2 in der Einatmungsluft unter 38 atm, bzw. einem Teildruck von 30,4 atm für N_2 die narkotische Wirkung zu erwarten sein.

Die Bedingungen, unter welchen bei den inerten Gasen Narkose aufzutreten vermag, scheint abhängig zu sein von ihrer Lipoidlöslichkeit und ihrem Molekulargewicht (Meyer und Hopff, Behnke und Yarbrough, Carpenter, Cullen und Gross). Im Hinblick auf die Bedeutung der Lipoidlöslichkeit äußern sich Meyer und Hopff wie folgt: „Narkose tritt stets dann ein, wenn ein beliebiger, chemisch indifferenter Stoff in einer bestimmten molaren Konzentration in die Zellipoide eingedrungen ist. Die kritische Konzentration ist von der Tierart, der Zellart usw. abhängig, im großen und ganzen aber unabhängig von den Eigenschaften des Narkotikums." Vergleicht man das Molekulargewicht der einzelnen inerten Gase miteinander, so ergibt sich eine Abhängigkeit für den jeweiligen Partialdruck, bei dem eine depressive Wirkung auf das Zentralnervensystem eintritt, von dem Molekulargewicht. Je größer das Molekulargewicht, unter desto niedrigerem Druck tritt dieser Effekt auf.

d. Der Tiefenrausch

Während des Aufenthaltes unter Druckluft tritt bei Verwendung von Preßluft zwischen 3,5 und 5,0 atm eine milde Euphorie auf, bei etwa 8 atm ein rausch-ähnlicher Zustand, vergleichbar einer Alkoholintoxikation. Damant, Behnke und Mitarbeiter, Schilling und Willgrube, Case und Haldane führen diesen Zustand auf eine Stickstoffvergiftung zurück, zumal er nicht auftrat, wenn beim tieferen Tauchen das einzuatmende Gas an Stelle von Stickstoff Helium enthielt. Albano fand unter Preßluft bei 9 atm EEG-Veränderungen, die er als Folge des erhöhten Partialdruckes für N_2 ansieht. Die Tauchversuche von Keller und die tierexperimentelle Untersuchung von Hartmann dagegen lassen jedoch Zweifel daran aufkommen, daß der Zustand des Tiefenrausches allein durch Stickstoff hervorgerufen werden kann.

Schon Bean äußerte 1950 nach seinen Beobachtungen, daß bei Tieren während des Aufenthaltes unter Druckluft ein Anstieg der alveolaren CO_2-Spannung auftrat, die Vermutung, die Hyperkapnie sei Ursache des Tiefenrausches.

Bohnenkamp konnte 1954 tierexperimentell nachweisen, daß beim Aufenthalt unter Druckluft eine Kohlesäureretention aufzutreten vermag. Seusing und Drube nehmen aufgrund ihrer Untersuchungen über das Verhalten der Ventilation im Überdruck ebenfalls an, daß die Hyperkapnie auch eine der Ursachen für den Tiefenrausch sein könnte. Frey und Mitarbeiter sind in Verbindung mit theoretischen Überlegungen der Ansicht, daß der sogenannte Tiefenrausch durch eine Kohlensäureintoxikation hervorgerufen wird.

Aufgrund unserer heutigen Kenntnisse über die verschiedenartigen Intoxikationserscheinungen während des Aufenthaltes unter Druckluft kann die Möglichkeit diskutiert werden, ob der sogenannte Tiefenrausch außer durch Stickstoff nicht auch durch Kohlensäure verursacht wird.

3. Dekompressionskrankheit

Das bekannteste und am häufigsten auftretende Syndrom der Drucklufterkrankungen ist das als Dekompressionskrankheit oder Taucher- bzw. Caissonkrankheit beschriebene Zustandsbild. *Dieses Krankheitsbild beruht auf Gewebsschäden durch im intravasalen und extravasalen Raum gelegene Gasblasen infolge zu rascher Druckerniedrigung.* Nach den Untersuchungen von BLINKS und Mitarbeitern sowie KILCHES enthalten diese Gasblasen fast ausschließlich Stickstoff. Wie an Hand von tierexperimentellen Untersuchungen und klinischen Beobachtungen u. a. von HOPPE-SEYLER, BERT, HELLER, MAGER und v. SCHROETTER, HALDANE, BORNSTEIN, MAGER, GERBIS und KÖNIG nachgewiesen werden konnte, bilden sich bei zu rascher Dekompression Gasblasen sowohl im Gefäßsystem als auch im Gewebe selbst (sogenannte autochtone Stickstoffentbindung im Gewebe). Außer dieser Möglichkeit der Gasblasenbildung, die ihre Ursache in endogenen Faktoren, der Gasentbindung aus übersättigten Lösungen, hat, können die intravasalen Gasblasen auch noch durch Eindringen von Luft aus der Lunge in die Gefäßbahn entstanden sein (EWALD und KOBERT, ADAMS und POLLAK, DÖRING und KÖNIG, SCHÄFER und Mitarbeiter, HARTMANN).

Eine *endogene Gasblasenbildung* ist im venösen Teil des Gefäßsystems entsprechend den hämodynamischen Gegebenheiten leichter möglich als im arteriellen. Die sich in den Venen ansammelnden Bläschen gelangen über das rechte Herz in die Lunge, werden hier, nach Diffusion des Stickstoffes in den Alveolarraum, zum größten Teil abgeatmet, während ein kleinerer Teil wahrscheinlich über intrapulmonale arterio-venöse Anastomosen in das arterielle System gelangt. *Der weitaus größere Teil der arteriellen Gasblasen dürfte aber exogenen Ursprungs sein* als Folge eines relativen Überdrucks im Alveolarbereich, wie bei zu rascher Dekompression und gleichzeitig ungenügender der Druckdifferenz nicht angepaßter Ausatmung oder auch bei Husten und Niesen. HARTMANN konnte hierzu tierexperimentell nachweisen, daß ein Luftdurchtritt aus den Lungen in die Gefäße schon bei einem Überdruck von über 50 Torr regelmäßig erfolgt. Die im arteriellen Gefäßsystem sich befindenden Gasblasen können bei entsprechender Größe infolge embolischen Verschlusses zu Durchblutungsstörungen mit nachfolgender Ischämie und Nekrose an den verschiedenen Organen führen.

Solche zur Dekompressionskrankheit führenden Gewebsschäden können aber nicht nur durch Gasembolien verursacht werden, sondern, was vor allem von MAGER hervorgehoben wurde, auch durch *autochton in den Geweben selbst freiwerdenden Stickstoff.* Diese Gasblasen sollen aus dem Gasrest entstammen, der während der Druckerniedrigung nicht nach außen abgegeben wurde, sondern im Gewebe zurückblieb und unter normalem Atmosphärendruck nicht mehr in Lösung gehalten werden kann bzw. zum Teil, soweit nicht doch noch über das Blut abtransportiert, im Gewebe in Form von Blasen frei wird.

Aufgrund dieser verschiedenen Möglichkeiten der Entstehung der Gasblasen bei zu rascher Druckerniedrigung, erklärt sich auch die Tatsache, daß die ersten Beschwerden der Dekompressionskrankheit schon während der Druckminderung, aber auch erst bis zu 12 Stunden und später nach der Dekompression auftreten können (Abb. 7, siehe nächste Seite).

Die Häufigkeit und das Ausmaß, in welchem die einzelnen Gewebe bzw. Organe von dieser Gasblasenbildung betroffen und geschädigt werden, ist mit abhängig von der Art ihrer Gefäßversorgung, ihrem Fett- und Lipoidgehalt und der Belastung, der sie während des Aufenthaltes unter Druckluft ausgesetzt waren. Eine Auswertung der Unterlagen von 50 Kranken mit einer Taucherkrankheit ergab, daß die Gelenke am häufigsten und am zweit-häufigsten das Zentralnervensystem befallen waren. Dann folgen die Muskulatur, die inneren Organe und schließlich Hautveränderungen (Abb. 8, siehe nächste Seite).

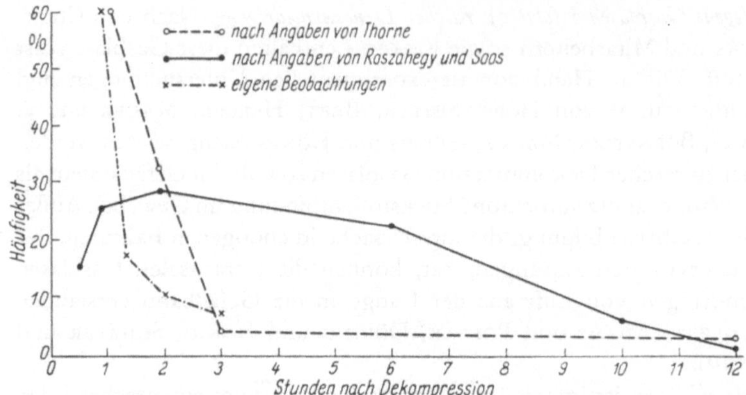

Abb. 7. Beziehungen zwischen der Häufigkeit (Ordinate) und dem zeitlichen Auftreten (Abszisse) der Dekompressionskrankheit nach der Ausschleusung. (Unter Zugrundelegung der Angaben von THORNE, ROSZAHEGYI und Soos und eigenen Beobachtungen). Die Mehrzahl der Tauchererkrankungen tritt innerhalb der ersten 2 Stunden nach der Dekompression auf. Es ist jedoch auch möglich, daß bis zu 12 Stunden nach der Ausschleusung noch Symptome der Dekompressionskrankheit in Erscheinung treten können

a. Arthralgien

Die arthralgische Form der Dekompressionskrankheit soll an dieser Stelle nur soweit besprochen werden, als es die akuten Krankheitserscheinungen betrifft. Wie die folgende Beobachtung zeigt, gehen die Arthralgien zumeist mit heftigen Schmerzen in den befallenen Gelenken einher, die zum proximalen und distalen Teil der Glieder ausstrahlen können.

Karl L., 31 Jahre, 185 cm groß, Gewicht 97,4 kg, seit 1942 als Taucher tätig. Bisher keine Unfälle oder Zeichen von Taucherkrankheit. Am 16. 12. 1951 7 Stunden lang in 30 m Tiefe gearbeitet. Nach dem Austauchen, das angeblich unter Einhaltung der vorgeschriebenen Austauchzeiten erfolgte, machten sich unter Atmosphärendruck sofort plötzliche Schmerzen in beiden Schultern, Ellenbogen und im rechten Kniegelenk bemerkbar. Deswegen erneutes Tauchen auf 26 m Tiefe für 2 Stunden, wobei die Schmerzen völlig verschwanden. Bei erneutem Austauchen traten aber die alten Beschwerden wieder auf. Ein weiterer Tauchversuch mußte wegen starker Auskühlung unterbleiben.

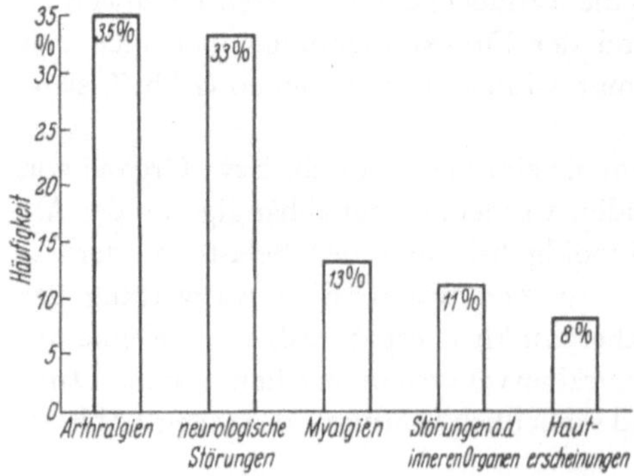

Abb. 8. Häufigkeit der Lokalisation der Dekompressionskrankheit an den verschiedenen Organen bei 50 Kranken (eigene Beobachtungen)

Bei der Klinikaufnahme stark gerötetes, etwas zyanotisches Gesicht, Klagen über pelziges Gefühl in den Händen, neurologisch o.B., am Herzen kein krankhafter Befund, RR 130/75 mm Hg, EKG ohne verwertbare Abweichung. Wegen der anhaltenden starken Gelenkbeschwerden wurde L. in einer Überdruckkammer auf 2 atm für 30 Min. gebracht und dann langsam ausgeschleust. Nach Erreichen des Atmosphärendruckes waren die Gelenkbeschwerden geschwunden. Da im Laufe des nächsten Tages wieder Schmerzen im rechten Kniegelenk in Erscheinung traten, erneutes Einschleusen auf 2,5 atm für 30 Min., wodurch völlige Beschwerdefreiheit eintrat. Während des Ausschleusens wurden aber unter 1,5 atm wieder Schmerzen angegeben, so daß noch mehrmalige Drucksteigerung erforderlich war. Danach trat vollständige Beschwerdefreiheit ein.

b. Neurologische Störungen

Das neurologische Bild der Dekompressionskrankheit hängt davon ab, welche Gebiete des zentralen Nervensystems durch Gasblasenembolien oder autochthone Stickstoffentbindung geschädigt werden. Außer zerebralen Allgemeinerscheinungen wie Schwindel, Krämpfe, Erbrechen können je nach dem Sitz der Schädigung die verschiedenartigsten herdförmigen Erscheinungen auftreten, wie unter anderem Halbseitenlähmung, Sprachstörung, transitorische Amaurose. Sehstörungen stellen sich aber nicht nur aufgrund einer Schädigung des Sehzentrums ein, sondern wie PICK beobachtete, auch in Verbindung mit Netzhautblutungen und Herden in der Retina, die wahrscheinlich auf Gasembolien der Netzhautgefäße zurückzuführen sind. Bei einer Schädigung des Hirnstammes und des Kleinhirnes besteht zumeist ein Schockzustand; außerdem weisen LÖHR und SEUSING darauf hin, daß hierbei anfänglich eine Leukozytose bestehen kann, die mit Abklingen der Krankheitserscheinungen wieder schwindet. Otologisch handelt es sich, wie WAGEMANN an 27 eigenen Beobachtungen finden konnte, in der Regel um ein eindeutiges peripher-labyrinthäres Syndrom. Audiologisch besteht ein ähnliches Bild, wie wir es vom Schall- und Schädeltrauma her kennen mit Erholungstendenz in einigen Wochen oder Monaten. Vollständige akustische Ausfälle, auch Hörreste, müssen als bleibend angesehen werden. Im vestibulären Bild lassen sich eigentlich nur die ebenfalls persistierenden Ausfälle und sehr vereinzelt ein erschöpfbarer rotatorischer Lagerungsnystagmus mit Latenz peripher lokalisieren. WAGEMANN gelang lediglich in einem Fall eine zentral-vestibuläre Lokalisation. Das Labyrinth zeigte sich nur ganz selten in toto befallen.

Das Zustandsbild, das solche Patienten mit zerebralen Schädigungen bieten, kann ein sehr schweres sein:

Horst B., 32 Jahre, Größe 165 cm, Gewicht 66,6 kg, taucht seit 1939. Er hat schon öfter beim Austauchen Gelenkbeschwerden gehabt. Am 12. 1. 1952 etwa 4 Stunden lang in 18 m Tiefe gearbeitet, war allerdings zwischendurch 2mal für kurze Zeit aufgetaucht. Gegen 16 Uhr wegen zunehmenden Seeganges in etwa 3 Min. ausgetaucht. An Bord zunächst Wohlbefinden. Ganz plötzlich starke Kopfschmerzen, Ohnmacht (es habe ihn umgehauen). Nach Aussagen einer Begleitperson sollen die Augen aus dem Kopf gequollen sein. Bei der Klinikaufnahme um 18.45 Uhr stuporöser Zustand. Auffallende Blässe der Haut, Lippenzyanose, zahlreiche blau-rötliche, flohstichartige Effloreszenzen am ganzen Körper, die auf Druck schwinden. Kein Knistern der Haut, Herz und Lungen o.B. RR 130/80 mm Hg, EKG ohne verwertbare Abweichung. Neurologisch: Geringer Strabismus divergens, Anisokorie, vollständige Amaurose, geringe Mundfazialisschwäche rechts, Arm- und Beinreflexe sehr lebhaft seitengleich, keine spastischen Finger- und Fußzeichen. Der linke Arm scheint geschont, der Patient griff nur mit der rechten Hand um sich. Grobe Kraft nicht sicher zu beurteilen. Blutbild: Hgb 100%, Ery 5,3 Mill., Leuco 35 200, davon 5 Stab, 80 Segmentkernige, 1 Eo, 7 Lympho, 7 Mono, nach 36 Stunden 12 200 Leukozyten.

Wegen des bedrohlichen Zustandes wurde B. sofort für die Dauer von 50 Min. in der Druckkammer auf 3,2 atm gebracht. Beim Ausschleusen etwa 70 Min. Verweildauer auf 1,6 atm. Eine wesentliche

Änderung des Zustandes trat unter Druckluft zunächst nicht ein, außer einem völligen Schwinden der Hautveränderungen. Nach Erreichen des Atmosphärendruckes heftiges Erbrechen und vorübergehendes Sinken des Blutdruckes auf 90/70 mm Hg.

Am 2. Behandlungstag Zustand gebessert. B. ist ansprechbar und voll orientiert, kann aber nur hell und dunkel unterscheiden. Am Augenhintergrund mäßiges weißliches Oedem beiderseits, besonders perivaskulär im Bereich des hinteren Pols. Arterien mäßig eng gestellt. Kein Vollbild des Zentralarterienverschlusses. Neurologisch: Kein Strabismus mehr, Anisokorie, gute Lichtreaktion der Pupillen, horizontaler Nystagmus. Gegenüber dem Vortage Bauchdeckenreflexe rechts oben abgeschwächt, deutliche Parese des rechten Beines, nicht erschöpfbarer Fußklonus rechts, Babinski nicht sicher beurteilbar, keine Sensibilitätsstörung.

Am 3. Kliniktage morgens volles Sehvermögen, Patient liest Zeitung. Subjektives Wohlbefinden, nur Schwindelgefühl und Dröhnen im Kopf beim Aufrichten. Außer einer Abschwächung der Bauchdeckenreflexe rechts jetzt keine neurologischen Ausfallerscheinungen mehr. Bei Entlassung nach 7 Tagen noch schwankender Gang, Romberg negativ, normaler Lagebeharrungsversuch der Arme. Augenhintergrund: nur noch geringfügiges peripapilläres und perivaskuläres Oedem, noch streckenweise geringfügige Engstellung der Arterien. Kein Gesichtsfeldausfall. Die Nachuntersuchung am 5. 2. 1952 ergab am Augenhintergrund keinen krankhaften Befund mehr. Es bestand noch ein unsicherer Gang. Die HNO-ärztliche Untersuchung zeigt die Symptome eines abgelaufenen zentralen Prozesses mit Rechtsnystagmus bei Linksdrehung, bei Lagenystagmus rotatorischer Einschlag nach links und Abweichung beim Blindgang nach links.

Am Rückenmark sind die Läsionen am häufigsten im unteren Teil lokalisiert, worauf bereits Bornstein hingewiesen hat, weshalb wir als neurologische Störung bei der Dekompressionskrankheit häufig Paresen der Beine und Sensibilitätsausfälle sowie Störungen der Blasen- und Mastdarmfunktion finden.

Emil G., 63 Jahre, Größe 175 cm, Gewicht 86,5 kg, taucht seit 1922. Bisher keine Drucklufterkrankung gehabt. Am 6. 8. 1952 von 8 bis 13 Uhr mit 3 Unterbrechungen getaucht. Beim 4. Male war G. etwa 1 Stunde unter Wasser. Die Tauchtiefe betrug anfänglich 16 m, zuletzt etwa 22 m. Er will in gut $^1/_2$ Stunde ausgetaucht sein. Nach dem 4. Auftauchen war das Befinden wie immer. Nach 10 bis 15 Min. trat allmählich ein stärker werdendes Druckgefühl auf der Brust auf. Das Gefühl war, als ob der Brustkorb von vorn zusammengedrückt wurde, außerdem konnte er keine Luft mehr bekommen. Nach 10 Min. wurden die Beschwerden auf der Brust geringer und sie verlagerten sich in den Unterleib und in die Oberschenkel. Die Schmerzen im Unterleib waren mehr druckartig, während in den Beinen ein taubes Gefühl auftrat, so daß G. nicht mehr gehen konnte. Bei der Klinikaufnahme um 17.30 Uhr bestand eine auffällige Blässe der Haut, Parese in beiden Beinen, das rechte Bein kann nur mit Mühe gebeugt werden, im linken Bein nur Andeutung von Bewegung möglich, Füße nicht bewegbar. Bauchdeckenreflexe fehlten, Babinski beiderseits positiv. Unterhalb von D 11 bis D 12 bestand eine zunehmende Sensibilitätsstörung mit Kribbeln und Taubheitsgefühl, spontanes Wasserlassen nicht möglich, so daß ein Dauerkatheter eingelegt werden mußte. Der übrige klinische Befund war unauffällig.

Nach der Klinikaufnahme wurde G. in der Überdruckkammer sofort auf einen Druck von 3 atm gebracht und dann langsam ausgeschleust. Unter dieser Behandlung deutliche Besserung der schlaffen Parese, besonders links. Die Blasenentleerungsstörung hielt 10 Tage an. Bei der Entlassung fand sich eine Sensibilitätsstörung ab D 8, fehlende Bauchdeckenreflexe und Fehlen der Cremaster-Reflexe. Sehnenreflexe der Beine waren beiderseits gesteigert, links mehr als rechts, Pyramidenbahnzeichen beiderseits nachweisbar. Muskulatur beider Beine, links mehr als rechts, zeigte eine Vermehrung der Spannung. Der Gang war erheblich behindert durch eine doppelseitige spastische Parese der Beine, die im Kniegelenk gebeugt waren und nicht aktiv gestreckt werden konnten. Es fanden sich auch faszikuläre Muskelzuckungen in der Ober- und Unterschenkelmuskulatur beiderseits. Bei einer Nachuntersuchung im August 1953 fand sich unverändert das unvollständige Querschnittssyndrom mit spastischer Schwäche und Hautempfindungsstörungen der Beine, ferner eine geringgradige Entleerungsstörung der Harnblase und eine Afterschließmuskelschwäche.

Rószahegy und Sóos nehmen an Hand ihres großen Untersuchungsmaterials folgende Unterteilung der klinischen Bilder bei den neurologischen Störungen der Dekompressionskrankheit vor: Multizentrales Syndrom, Hirnstammläsion, Bulbo-Pontozerebrales Syndrom und spinales Syndrom.

c. Myalgien

Bei den myalgischen Formen der Dekompressionskrankheit bestehen neben heftigen Schmerzen in dem befallenen Gebiet auch häufig recht erhebliche Funktionsstörungen. Palpatorisch kann man weiche und harte Schwellungen in den befallenen Muskeln nachweisen. Röntgenologisch finden sich in der Muskulatur Gasansammlungen. Die Funktionsstörungen sind wahrscheinlich teilweise durch Nervenreizungen bedingt.

Wilhelm W., 47 Jahre, Größe 1,81 m, Gewicht 90,0 kg, taucht seit 1940, bisher noch keine Drucklufterkrankung gehabt. Am 2. 8. 1962 infolge Kompressorschadens zu schnell aus 40 m Tiefe aufgetaucht. Als er von der Arbeitsstelle ging, bekam er plötzlich stärkste Muskelschmerzen am Unterkörper, Oberarmen, beiden Schultern, Nacken und ferner bestand ein Druckgefühl in der Bauchwand. W. konnte nicht mehr gehen wegen der starken Schmerzen. Bei der Klinikaufnahme unveränderte Schmerzen, weshalb die Gliedmaßen nicht bewegt werden können. Die gesamte Muskulatur ist verspannt und sehr druckschmerzhaft, vor allem im Oberschenkel- und Schulterbereich. Neurologisch kein sicher krankhafter Befund, auch die übrige klinische Untersuchung ergab nichts Pathologisches. Röntgenologisch geringfügige Gasansammlungen im Bereich des retroperitonealen Fettgewebes, in den Muskelsepten des Psoas sowie Levator ani. Die Muskelsepten und auch die Struktur der Muskelbündel der unteren Extremitäten kommen infolge Gasansammlung in die mit lockerem Binde- und Fettgewebe ausgekleideten Septen zwischen den einzelnen Muskeln deutlich zur Darstellung (Abb. 9).

Sofort nach der Klinikaufnahme Einschleusen in die Druckkammer bis auf einen Druck von 5 atm. Unter diesem Überdruck allmählich Rückbildung der Beschwerden, die Gliedmaßen können wieder bewegt werden. Diese fast völlige Beschwerdefreiheit hält auch nach der Ausschleusung an. Nach einigen Tagen physikalischer Behandlung sind die Restbeschwerden dann vollständig geschwunden.

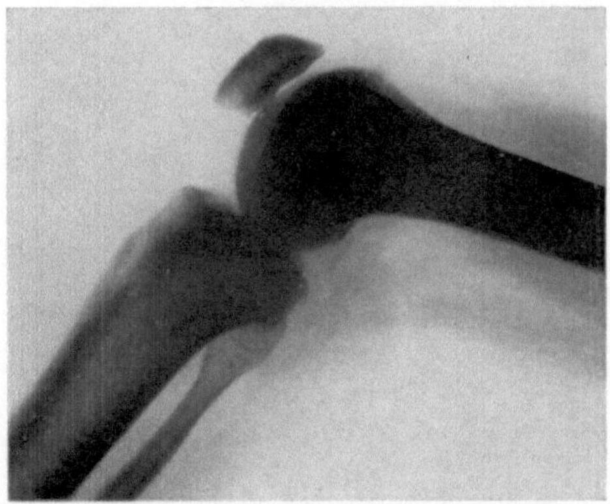

Abb. 9. Zeigt Gasansammlungen in der Muskulatur bei einer myalgischen Form der Dekompressionskrankheit (eigene Beobachtung)

d. Störungen an den inneren Organen

Als Störung an den inneren Organen im Rahmen der Dekompressionskrankheit können vorübergehende Erythrozyturie und Zylindurie auftreten, ferner beobachteten wir häufiger plattenförmige Lungenatelektasen, auch Lungenrupturen mit nachfolgendem Spontanpneumothorax sind beschrieben. Im Bereich des Magen-Darm-Kanals vermögen Blutungen und kolikartige Schmerzen sowie Diarrhoen vorzukommen. Besonders schwere Komplikationen entstehen durch Luftembolien im kleinen Kreislauf (Schock). Bei einem Taucher beobachteten wir ferner das seltene Vorkommnis eines Herzinfarktes:

Der 39jährige W. L. war seit 1936 als Taucher tätig. Die durchschnittliche Tauchtiefe betrug 20 bis 25 m. Bei den bisherigen Untersuchungen auf Tauchereignung wurde kein krankhafter Befund erhoben.

Ein im November 1951 angefertigtes Elektrokardiogramm ergab ebenfalls nichts Pathologisches. Am 7. 9. 1952 arbeitete L. in 28 m Tiefe. Wegen einer auftretenden Strömung mußte er jedoch nach 10 Min. innerhalb von 15 Min. Austauchen. Da sich L. nach dem Austauchen nicht recht wohlfühlte, ging er nochmals für kurze Zeit auf 28 m Tiefe und tauchte anschließend in 30 Min. wieder aus. Jetzt traten stärkste, krampfartige Schmerzen in der Magengrube auf, die in die Brust ausstrahlten. Da sie unverändert bestehen blieben, nach etwa 4 Stunden Einschleusen in eine Druckkammer für 4 Stunden bei 4 atm. Danach Besserung das Zustandes. Am 11. 9. 1952 Klinikaufnahme. L. klagte jetzt über Stiche in der rechten Brusthälfte. Die klinische Untersuchung ergab am Herzen außer einem gespaltenen 1. Ton keine verwertbare Abweichung. RR 100/70 mm Hg. Leber 1—2 Querfinger vergrößert, BSG 95/107, Blutstatus: Hgb 100%, Leuco 12400, Ausstrich o. B. Röntgenologisch zeigte das Herz keinen krankhaften Befund. Rö.-Lunge: Verdacht auf zentrale Stauung. Im Elektrokardiogramm fand sich der Befund eines frischen Vorderwandinfarktes. Aufgrund des anamnestischen und klinischen Bildes darf man als Ursache des Infarktes den Verschluß eines Astes der linken Koronararterie durch eine Stickstoffblase annehmen infolge zu raschen Austauchens.

e. *Hauterscheinungen*

An Hautveränderungen finden sich bei der Dekompressionskrankheit bläuliche Verfärbungen mit Marmorierungen, zumeist verbunden mit einem starken Juckreiz, wie sie schon von HELLER, MAGER und von SCHROETTER und MELLINGHOFF beschrieben wurden (Abb. 10). Wahrscheinlich können diese Hautveränderungen sowohl durch eine Stauung infolge Gasembolie als auch durch eine Gefäßlähmung hervorgerufen werden.

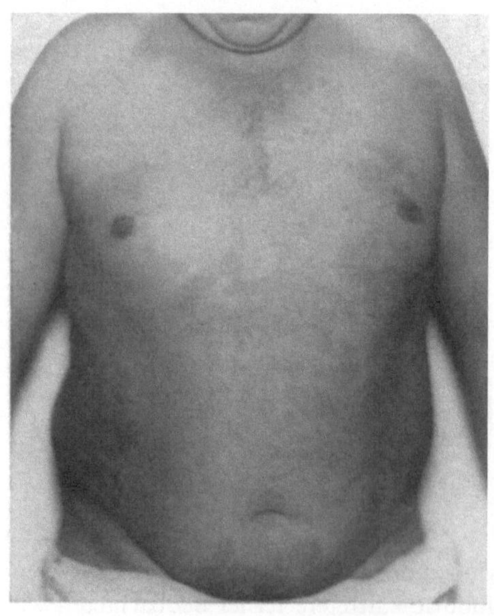

Abb. 10. Typische Hautveränderungen im Rahmen der Dekompressionskrankheit mit Marmorierung im Bereich des Stammes (eigene Beobachtung)

f. *Prophylaxe, Behandlung und Folgen der Dekompressionskrankheit*

Die sicherste Prophylaxe der Dekompressionskrankheit ist die Einhaltung der vorgeschriebenen Austauch- bzw. Ausschleuszeiten.

Neue Möglichkeiten für die Verhütung der Dekompressionskrankheit wurden in den letzten Jahren von WÜNSCHE aufgezeigt, der tierexperimentell nachweisen konnte, daß die Entbindung von Gasen bei rascher Druckerniedrigung nicht allein von den in den Gesetzen der Gasabsorption in Flüssigkeiten begründeten physikalischen Vorgängen bestimmt wird, sondern auch von endogenen Einflüssen abhängig ist. So führt z. B. die veränderte Stoffwechsellage bei der Narkose zu einem signifikanten Einfluß auf die intravasale Gasblasenbildung ebenso wie die Änderung der Blutviskosität.

Die adäquate Behandlung der Dekompressionskrankheit besteht in der sofortigen Rekompression, wobei die Wiederherstellung des Druckes, wie er vorher am Arbeitsplatz bestanden hat, im allgemeinen als ausreichend angesehen wird. BEHNKE hält in jedem Fall eine Rückkehr auf mindestens 4 atm für 30 Minuten für notwendig. Nach den für die US-Navy seit 1951 gültigen Vorschriften, sollte im Hinblick auf die Behandlung zwischen der leichten und schweren Form der Dekompressionskrankheit unterschieden werden. Bei der leichten Form, die lediglich mit Gelenkbeschwerden einhergeht, brauchen 4 atm nur dann nicht überschritten werden, wenn die Beschwerden in weniger als 20 m Tiefe vollständig geschwunden sind, andernfalls wird der Druck auf 6 atm gesteigert, wie dies für schwere Fälle, beim Vorliegen von neurologischen Störungen oder Schockzustand z. B., immer erforderlich ist. Die Dekompression erfolgt dann stufenweise entsprechend der Austauchtabelle. Zur Verringerung des Stickstoffpartialdruckes in der Inspirationsluft kann die Atmung eines Helium-Sauerstoffgemisches, bzw. bei Drucken unter 2 atm von reinem Sauerstoff dienen. Selbstverständlich ist während der Rekompression eine ständige ärztliche Überwachung des Patienten notwendig, um evtl. auftretende Komplikationen, wie z. B. Schockzustand, sofort zu erkennen und entsprechend zu behandeln.

Erfolgt die Behandlung rechtzeitig, so ist die Prognose der Dekompressionskrankheit zumeist gut. Hauterscheinungen und Myalgien bilden sich in der Regel sofort nach der Rekompression oder innerhalb von Tagen vollständig zurück, das gleiche gilt auch von den Störungen an den inneren Organen, soweit es sich nicht um schwerere Schädigungen handelt, wie z. B. Herzinfarkt oder Lungenruptur. Zu einer Defektheilung bei der Dekompressionskrankheit kann es dagegen kommen, wenn das Skelettsystem oder das Zentralnervensystem betroffen sind. In unserem Krankengut fanden wir eine die Erwerbsfähigkeit einschränkende Funktionsstörung bei Mitbeteiligung des Nervensystems in 20%.

V. CHRONISCHE DRUCKLUFTERKRANKUNGEN DER INNEREN ORGANE

Unter den chronischen Drucklufterkrankungen können wir die Gesundheitsschäden verstehen, die als Folge des Aufenthaltes unter Druckluft auftreten und sich entweder im Anschluß an eine akute Schädigung oder nach einem beschwerdefreien Intervall entwickeln. Über diese chronischen Formen der Drucklufterkrankungen herrscht auch heute noch in vielen Punkten Unklarheit mit Ausnahme der Veränderungen am Skelettsystem.

Die chronischen Veränderungen infolge des Aufenthaltes im Überdruck an Herz und Lunge unterteilten KOLDINOW, OSSIPKOWA und MARKMANN an Hand von Untersuchungen an 70 Tauchern verschiedenen Dienstalters in drei Stadien. Im ersten Stadium nach etwa 9jähriger Tauchertätigkeit stellten sie eine Hypertrophie der Lunge fest. Nach 18 Jahren geht dies erste Stadium über in das zweite, in dem sich vorwiegend fibröse Lungenveränderungen finden sollen. Nach 24 Jahren folgt dann das dritte Stadium, das Emphysem. Am Herzen sollen sich entsprechend diesen Lungenveränderungen die Zeichen einer Hypertrophie der rechten Kammer finden. Als Ursachen für diese Veränderungen wird einerseits die beim Tauchen zunehmende Luftdichte und andererseits der erhöhte Sauerstoffpartialdruck angesehen. Im übrigen leisteten sämtliche Taucher, bis auf drei, auch im letzten Stadium der Herz- und Lungenveränderungen, schwere körperliche Arbeit ohne Zeichen einer Insuffizienz.

Von SEUSING wurde die Frage untersucht, wie weit durch die besonderen Gegebenheiten des Druckluftaufenthaltes bei über Jahre durchgeführten Taucherarbeiten Störungen der Herzdynamik auftreten können, die zu einem pathologischen elektrokardiographischen Befund zu führen vermögen. Bei 65 Tauchern, die ihren Beruf voll ausübten und klinisch an Herz und Kreislauf keinen krankhaften Befund zeigten, bestanden in 15 Fällen im EKG Senkungen von ST 2 und 3 bei teils abgeflachtem T und verlängertem QT. Diese Veränderungen nahmen mit der Zahl der Berufsjahre zu. Wie weit es sich bei diesen EKG-Befunden um den Ausdruck einer rechtsseitigen Innenschichtalteration oder einer funktionellen Änderung handelt, läßt sich aufgrund dieser Befunde noch nicht sicher entscheiden.

RÓSZAHEGY und SÓOS trennen von den akuten Schädigungen des Zentralnervensystemes durch Dekompressionskrankheit die schleichend entstehenden oder nach akuten, nicht neurologischen Erkrankungen sich anschließenden chronisch-progressiven neurologischen Krankheitsformen ab.

Eine endgültige Beurteilung der Möglichkeit und der Häufigkeit der chronischen Drucklufterkrankungen an den inneren Organen ist bis heute nicht möglich. Trotzdem erscheint es uns wichtig, auf die bisher hierüber vorliegenden Mitteilungen kurz hinzuweisen, damit durch weitere Beobachtungen unsere Kenntnisse über die chronischen Drucklufterkrankungen erweitert werden können.

VI. CHRONISCHE VERÄNDERUNGEN AM BEWEGUNGSAPPARAT DURCH DRUCKLUFT

A. Veränderungen am Skelettsystem bei Tauchern

1. Lokalisation und Häufigkeit

Wie die historische Übersicht zeigte, wurden bisher im wesentlichen Mitteilungen über wenige Fälle von Skelettveränderungen, hauptsächlich bei Caissonarbeitern und bei ihnen vornehmlich an den Hüftköpfen, veröffentlicht. Diese Mitteilungen stammen fast ausnahmslos aus diesem Jahrhundert, obwohl bereits im Jahre 1900 von HELLER, MAGER und v. SCHROETTER eine erste eingehende Übersicht über die Drucklufterkrankungen in einem zweibändigen Werk mitgeteilt wurde. Hierin fanden chronische Veränderungen am Skelettsystem keine Erwähnung, dagegen solche am Nervensystem. Lange Zeit schien es, als seien die Skelettveränderungen bei Caissonarbeitern und Tauchern lediglich im Bereich der Oberschenkelköpfe lokalisiert.

Im Jahre 1941 konnten DE LA MARNIERRE PHILIPPES und SALAIN unter 5 Fällen mit Erkrankungen der Oberschenkelköpfe einen mitteilen, bei dem auch die Oberarmköpfe befallen waren. GRÜTZMACHER berichtete 1941 über Schultergelenkserkrankungen nach Druckluftschäden. J. v. LUCKE konnte in seinem Lehrbuch über die Erkrankungen der Knochen und Gelenke die gleichzeitige Lokalisation im proximalen Oberarmschaft, im Oberarmkopf und Schenkelkopf mitteilen. Er erwähnte weiter, daß bei Drucklufterkrankungen die Skelettsymptome am häufigsten seien, und daß die unteren Extremitäten häufiger als die oberen befallen wären. Er meint, bilateraler Befall sei die Regel.

SLÖRDAHL konnte bei 13 Fällen, die eine Drucklufterkrankung durchgemacht hatten, 3mal aseptische Knochennekrosen feststellen. Hiervon waren in einem Fall das proximale Ende des Femurs und beiderseits der proximale Humerus befallen, in einem anderen Fall beide Humeri allein und im 3. Fall der linke proximale Oberarmschaft. MAXWELL, POPPEL und ROBINSON erwähnen nach der Häufigkeit an erster Stelle die untere Femurdiaphyse, dann die untere Tibiadiaphyse, den Humeruskopf und -hals und schließlich den Femurkopf und -hals. Diese Skelettveränderungen seien charakteristisch für Erwachsene, die unter Druckluft gearbeitet hätten. Es werden insbesondere die Caissonarbeiter erwähnt, wobei der Befall auf ganz bestimmte Gebiete begrenzt sei, nämlich immer auf diejenigen Knochen, die reich an Fettmark seien. Die Schaftmitten der langen Röhrenknochen seien jedoch niemals befallen, desgleichen nicht Rinde und Periost. Ebenfalls würden die flachen Knochen, die Rippen und die kleinen Röhrenknochen nicht befallen. Es wurde — als Ausnahme — ein Fall einer bilateralen aseptischen Nekrose im Bereich der Fersenbeine beobachtet.

Insgesamt gesehen fehlen jedoch im Schrifttum größere Zahlenreihen. Erst im Jahre 1948 konnte einer von uns eine größere Anzahl von Tauchern (47) untersuchen, wobei in 13 Fällen an einem oder an mehreren Knochen typische Skelettveränderungen festgestellt wurden. Es wurde vorwiegend eine subchondral gelegene Sklerose des Knochens beobachtet, die auf die gelenknahen Abschnitte übergreifen kann. Auch findet in dieser Arbeit erstmalig an Hand einer größeren Zahlenreihe der typische multilokuläre Befall Erwähnung. Bei 13 der 47 untersuchten Taucher war der Befall 8mal doppelseitig, 5mal einseitig. In einer weiteren Mitteilung, denen Untersuchungen an 90 Tauchern zugrundeliegen, konnten in 29 Fällen, d. h. bei jedem Dritten, mehr oder weniger ausgedehnte Nekrosen in den epiphysennahen Abschnitten, ganz vorwiegend der Oberarmköpfe, festgestellt werden. Gleichzeitig konnten 6 Fälle veröffentlicht werden, bei denen es durch lokale Unterbrechung der Zirkulation zu ausgedehnten Nekrosen in den Röhrenknochenschäften kam. Hierbei waren die kniegelenknahen Abschnitte des Femur und der Tibia am häufigsten befallen. Die Humerusdiaphyse ließ nur in einem Falle eine doppelseitige Schaftnekrose im proximalen Abschnitt erkennen. Singuläre Knocheninfarkte der langen Röhrenknochen waren in beiden Fällen in der distalen Femurdiaphyse lokalisiert. Gleichzeitig bestanden bei allen Fällen mit multiplen Infarkten und bei einem Fall mit singulärem Infarkt mehr oder weniger ausgedehnte aseptische Knochennekrosen der Oberarmköpfe und in einem Fall ebenfalls beider Oberschenkelköpfe.

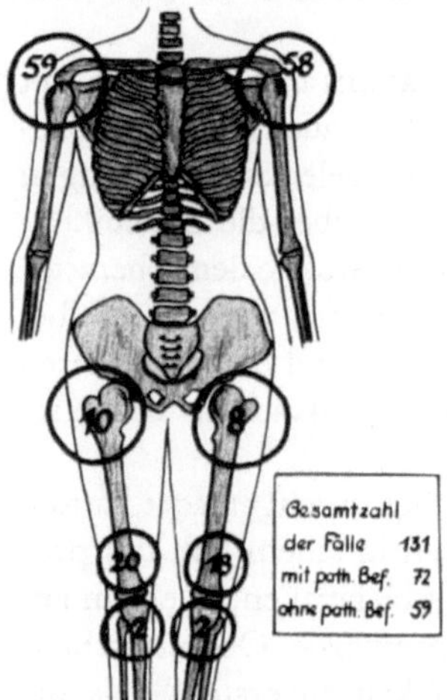

Abb. 11. Lokalisation der Skelettveränderung. Veranschaulicht wird der Befall bei 72 Tauchern, von denen nur 15 singuläre Knochenveränderungen, 57 dagegen multiple Herde aufwiesen

Unseren jetzigen Auswertungen liegen Untersuchungsbefunde an 131 Tauchern zugrunde, von denen 72 Skelettveränderungen zeigten, 59 dagegen keine. Damit konnten bei mehr als der Hälfte der Taucher, unbesehen ihrer Tauchzeit, Skelettveränderungen festgestellt werden.

Wie Abbildung 11 zeigt, ist bei Tauchern der Befall der Oberarmköpfe bei weitem am häufigsten. Weiter geht aus dem Bild hervor, daß *beide Oberarmköpfe* etwa gleich häufig befallen sind und zwar 59 mal der rechte, 58 mal der linke. Mit anderen Worten: Ein signifikantes Überwiegen der einen Seite besteht nicht, obwohl es sich mit wenigen Ausnahmen um Rechtshänder handelt.

An zweiter Stelle in der Häufigkeit steht der Befall der *kniegelenknahen Abschnitte der Femurdiaphysen*. Hier waren in 20 Fällen rechtsseitige, in 18 Fällen linksseitige Veränderungen zu verzeichnen. An 3. Stelle in der Häufigkeit stehen erst die Veränderungen der *Oberschenkelköpfe und -hälse* mit einem Befall der rechten Seite in 10, der linken in 8 Fällen. An letzter Stelle stehen schließlich die Veränderungen der *kniegelenknahen Abschnitte der Tibia*. Hier waren gleichermaßen die rechte und linke Seite in jeweils 2 Fällen befallen. Schließlich wurden vereinzelte, außerhalb dieser Bereiche lokalisierte und damit atypische Herde festgestellt.

In unserem Krankengut von 72 Tauchern mit Skeletterkrankung überwiegen bei weitem die Fälle mit multiplen Veränderungen. 57 Taucher wiesen einen polyostotischen Befall auf, nur 15 monostotische Veränderungen.

Bei den 56 polyostotischen Veränderungen (+1 Fraglicher) waren befallen

Beide Oberarme (Kopf und Schaft)	28
Beide Oberschenkelköpfe und Schenkelhälse	0
Beide distale Oberschenkel	2
Beide proxim. Unterschenkel	0
Oberarme und Schenkelhälse bzw. Oberschenkelköpfe	6
Oberarme und distale Oberschenkel	14
Oberarme und proxim. Unterschenkel	0
Schenkelhälse bzw. Oberschenkelköpfe und distal. Oberschenkel	0
Schenkelhälse bzw. Oberschenkelköpfe und proxim. Unterschenkel	0
Oberarme und Schenkelhals bzw. Kopf und distal. Oberschenkel	5
Oberarme und Schenkelhals bzw. Kopf und proxim. Unterschenkel	1
Beide Oberarme	
Beide Oberschenkel	1
Beide Unterschenkel	

Tab. 2. Polyostotische Skelettveränderungen

Unter den *polyostotischen* Veränderungen dominieren diejenigen mit beiderseitigem Befallensein der Oberarme. Es handelt sich hier im wesentlichen um einen subchondral gelegenen Herd der Oberarmköpfe, in wenigen Fällen auch um Veränderungen im Bereich des proximalen Oberarmschaftes. Beide Oberschenkelköpfe und -hälse allein waren gleichzeitig niemals befallen. Dagegen fanden sich 2mal Veränderungen an beiden Oberschenkelköpfen zugleich mit einem Befall der distalen Femurschäfte. Oberarme und Schenkelhälse bzw. -köpfe waren in 6 Fällen gleichzeitig betroffen. In 14 Fällen bestanden krankhafte Erscheinungen an den Oberarmköpfen zusammen mit distalen Femurabschnitten. In 5 Fällen lag ein gleichzeitiger Befall der Oberarmköpfe, Oberschenkelhälse bzw. -köpfe und distalen Oberschenkel vor. In einem Fall waren Oberarme, Oberschenkelhälse bzw. -köpfe und proximale Unterschenkel gleichzeitig betroffen. In einem weiteren Fall fand sich ein Befall beider Oberarmköpfe zugleich mit beiden Oberschenkeln und beiden Unterschenkeln. Weiter konnten fragliche Herde im Bereich des Beckens in 2 Fällen und Knochenzysten im Bereich des Os capitatum und Os hamatum festgestellt werden, zugleich mit anderen Lokalisationen.

Bei den 15 monostotischen Veränderungen waren befallen

Re. Oberarm	5
Li. Oberarm	7
Re. Oberschenkelkopf und Schenkelhals	0
Li. Oberschenkelkopf	1
Re. distaler Femur	1
Li. distaler Femur	1
Re. proxim. Tibia	0
Li. proxim. Tibia	0

Tab. 3. Monostotische Skelettveränderungen

Unter den 15 Tauchern mit *monostotischen Veränderungen* dominieren ebenfalls die Fälle, bei denen die Oberarme, in Sonderheit die *Oberarmköpfe*, befallen waren, und zwar überwiegt hier die linke Seite mit 7 Fällen gegenüber 5 rechtsseitigen. Der rechte Oberschenkelkopf bzw. -hals war niemals allein betroffen, der linke in einem Fall, der rechte distale Femur ebenfalls in einem, der linke in einem weiteren Fall. Ein alleiniger Befall der kniegelenknahen Tibiaabschnitte wurde weder links noch rechts festgestellt.

Bezüglich der *Lokalisation und Häufigkeit der Skelettveränderungen bei Tauchern* müssen wir damit *zusammenfassend* feststellen, daß mehr als die Hälfte, nämlich 72 von 131, Veränderungen aufwiesen, unbesehen der Tauchzeit und Tauchtiefe sowie der erlittenen Zwischenfälle. Das heißt mit anderen Worten, daß bei einem wahllosen Untersuchungsgut, vornehmlich jedoch langzeitig beobachteter Taucher, in der überwiegenden Zahl mit Skelettveränderungen zu rechnen ist. Hierbei kann weiter festgestellt werden, daß diese im wesentlichen *polyostotischer* Natur sind, d.h. wir sehen, wenn überhaupt ein Skelettbefall vorliegt, in der Regel multiple Lokalisationen. In unserem Krankengut stehen 57 Fälle mit polyostotischen Veränderungen 15 mit monostotischen gegenüber. Die Abb. 11 zeigt weiter, daß es bei Tauchern im Gegensatz zu den bisherigen Veröffentlichungen, die jedoch vornehmlich Caissonarbeiter betreffen, ganz überwiegend zu einem Befall der Oberarme und hier fast stets zu subchondral gelegenen Knochenherden der Oberarmköpfe kommt, wobei beide Oberarme etwa gleich häufig verändert sind. Es kann daher, da die Taucher in der weit überwiegenden Mehrzahl Rechtshänder sind, keine Bevorzugung der Arbeitsseite festgestellt werden. Die Mehrbelastung des Armes hat damit für die Entstehung der Skelettveränderungen an den Oberarmköpfen keine Bedeutung.

Es verdient besonders die Tatsache festgehalten zu werden, daß im Gegensatz zu den Caissonarbeitern die Taucher vornehmlich Skelettveränderungen der kranialen Skelettabschnitte und zwar vornehmlich der Oberarmköpfe aufweisen; weiter muß unterstrichen werden, daß entgegen den bisherigen Annahmen an 2. Stelle in der Häufigkeit nicht der Befall der Oberschenkelhälse bzw. -köpfe steht, sondern der der kniegelenknahen Abschnitte der Oberschenkelknochen. Letztere sind bei Tauchern ungefähr doppelt so häufig befallen wie erstere. Zu den selteneren Lokalisationen zählen die gelenknahen Abschnitte der Unterschenkelknochen mit jeweils 2 Fällen auf jeder Seite. Es verdient weiter festgehalten zu werden, daß von 57 Tauchern mit polyostotischem Befall alle bis auf 2, bei denen beide distalen Oberschenkel allein befallen waren, Veränderungen der Oberarme aufwiesen. Damit ist der Nachweis sklerotischer Herde oder größerer Nekrosen der Oberarmköpfe bei der Untersuchung von Tauchern das bei weitem häufigste Zeichen einer chronischen Taucherkrankheit, so daß bei derartigen Herden stets nach weiteren Skelettbefunden gefahndet werden sollte. Umgekehrt kann aus dem Nichtbefallensein eines oder beider Oberarmköpfe mit überwiegender Wahrscheinlichkeit auf ein Fehlen von Skelettveränderungen überhaupt geschlossen werden.

Etwa das gleiche Bild ergibt sich bezüglich der *monostotischen* Veränderungen, wobei von 15 Fällen 12 im Bereich der Oberarme lokalisiert waren. Damit kann für den Taucher der Befall der Oberarmköpfe bzw. -hälse als typisch angesehen werden, eine Tatsache, die den bisherigen Veröffentlichungen, vornehmlich über Caissonarbeiter, entgegensteht. Zwar liegen keine größeren systematischen Nachuntersuchungsserien über Skelettveränderungen bei Caissonarbeitern vor, jedoch muß nach den bisherigen Veröffentlichungen angenommen werden, daß bei Caissonarbeitern in typischer Weise vornehmlich die Oberschenkelköpfe bzw. -hälse befallen sind. Wir sehen hierin einen grundsätzlichen Unterschied zwischen Tauchern und Caissonarbeitern in bezug auf eine Erkrankung des Skelettes, der wahrscheinlich auf die unterschiedlichen Arbeitsbedingungen zurückzuführen ist, wobei die Tatsache, daß die Caissonarbeiter ihre Veränderungen durch Arbeiten in gebückter Stellung sich zuziehen, nicht befriedigt, zumal heutzutage im Caisson vornehmlich in aufrechter Stellung gearbeitet wird. Viel eher scheint der Unterschied im Befall darin begründet zu sein, ob mit oder ohne Taucheranzug gearbeitet wird.

2. Symptomatologie

Die uns hier vor allem interessierenden akuten Symptome sind diejenigen im Bereich der Extremitäten. Beobachtungen von *Thorne* an 300 Caissonkranken während der Durchführung des Green-Midtown-Tunnelprojektes im Jahre 1938 ergaben in der Häufigkeit bei weitem an erster Stelle Symptome von Seiten des Bewegungsapparates, vornehmlich der Arme und Beine, von denen 60 % während der ersten Stunde, 35 % während der zweiten Stunde und 3 % während der dritten Stunde auftraten. In 2 % traten Beschwerden nach 12 Stunden auf. Diese als „*bends*" bezeichneten Symptome, die auch *Pressionen* genannt werden und darin bestehen, daß durch langsam oder plötzlich auftretende Beschwerden der Betroffene sich vor Schmerzen krümmt oder beugt, bzw. sich zusammengepreßt fühlt, traten nach *Thorne* zu 50 % in den Beinen einseitig oder beidseitig auf und zwar vornehmlich im Knie- und Knöchelbereich. Die übrigen betrafen die Arme, ebenfalls ein- oder beidseitig. GERBIS berichtet im Jahre 1939 über Fälle, bei denen jedes Mal nach Wiedereinschleusung in den Caisson die Beschwerden verschwanden, stets nach der Ausschleusung aber, unbesehen deren Dauer, wieder zurückkehrten. Dies sei nach seiner Ansicht auf eine extravasale autochthone Stickstoffblasenembolie zurückzuführen. Er meint, daß hierdurch infolge Druckusur derartiger Blasen manche chronischen Hüftgelenksschäden bei Caissonarbeitern entstehen würden.

Wir selber konnten ähnliche Beobachtungen bei Tauchern machen, und zwar traten Beschwerden nach dem Auftauchen, auch nach vorschriftsmäßigem Auftauchen — in manchen Fällen regelmäßig — auf, um beim Eintauchen wieder zu verschwinden. Die Beschwerden waren hochgradig und klangen langsam, manchmal erst nach Wochen, ab. Hierbei traten, wie auch bereits GERBIS und KÖNIG beobachteten, die Schmerzen stets an gleicher Stelle nach dem Ausschleusen wieder auf. Weiter konnten wir in Übereinstimmung mit KÖNIG feststellen, daß der Schmerz im Bereich der befallenen

Extremität wechselt, d. h. daß die größte Schmerzhaftigkeit innerhalb derselben Extremität zu verschiedenen Zeitpunkten an verschiedenen Stellen auftritt.

In seinem Abschnitt über die aseptischen Knochennekrosen bei Caissonarbeitern erwähnt Luck in seinem Buch der Knochen- und Gelenkerkrankungen, daß bei Caissonarbeitern die Skelettsymptome am häufigsten in den unteren Extremitäten und meist bilateral auftreten.

An Hand unseres Krankengutes läßt sich die bereits 1948 von uns gemachte Beobachtung bestätigen, daß sich die einzelnen Fälle bezüglich Art, Dauer und Lokalisation der Beschwerden gleichen.

Von besonderem Interesse ist in diesem Zusammenhang das Auftreten derjenigen Beschwerden, die als bleibend bezeichnet werden müssen, d. h. Fälle, bei denen mit oder ohne akute Symptome im Sinne von „bends" oder Pressionen dauernde bleibende Schmerzen zu verzeichnen sind. Es wird später bei Besprechung der Ätiologie und Pathogenese der chronischen Skelettveränderungen auf die Zusammenhangsfrage zwischen „bends" oder Pressionen und chronischen Skelettveränderungen eingehend Stellung genommen werden. Wie Mouchet und Mouchet im Jahre 1941 feststellten, bleiben die röntgenologischen Erscheinungen, die später bei Caissonarbeitern auftreten, oft unerkannt, da sie in vielen Fällen keine Beschwerden verursachen.

Aus der Gesamtzahl der 131 Taucher unseres Krankengutes konnte eine Gruppe von 65 fortlaufend über etwa ein Jahrzehnt beobachtet werden. Hier ergaben sich interessante Feststellungen über das Fortschreiten der chronischen Skelettveränderungen, auf die ebenso wie auf die eintretenden Symptome später ausführlich einzugehen sein wird. Die gesonderte Besprechung dieser Gruppe aus der Gesamtzahl ermöglicht es, den Verlauf der chronischen Krankheitserscheinungen zu beobachten.

von 65 Tauchern hatten	22 keine Skelettveränderungen
von 43 Tauchern mit Skelettveränderungen hatten	26 keine Beschwerden
	17 Beschwerden
davon	7 ohne Funktionsausfall
	3 mit Funktionsausfall
	7 berufsunfähig

Nach der Lokalisation	ohne Beschwerden	mit Beschwerden	und Funktionsausfall	und berufsunfähig
einer oder beide Oberarmköpfe	16	4	0	0
einer oder beide Oberschenkelköpfe	0	0	1	0
Oberarmköpfe und Schenkelköpfe	4	0	1	4
Oberarmköpfe und sonstige Lokalisation	5	2	1	2
Oberschenkelköpfe und sonstige Lokalisation	0	1	0	1
Sonstige Kombinationen	1	0	0	0

Tab. 4. Skelettveränderungen und Beschwerden

Wie obige Tabelle zeigt, hatten von diesen 65 Tauchern 22 keine, 43 dagegen typische Skelettveränderungen. Über die Hälfte (26) der 43 Taucher mit Knochenveränderungen hatten keine Klagen. Bei 17 lagen Beschwerden vor, davon 7 ohne und 3 mit Funktionsausfall; 7 waren berufsunfähig.

Wie die Aufstellung weiter zeigt, ist das Vorhandensein von chronischen Beschwerden bei Tauchern davon abhängig, ob Knochenherde vorliegen, die geeignet sind, eine Miterkrankung der benachbarten Gelenke hervorzurufen. Daß hierbei Fragen der Belastung für das Auftreten der Beschwerden von besonderer Bedeutung sind, geht aus der Tatsache hervor, daß die stärksten Krankheitserscheinungen dann vorliegen, wenn die Oberschenkelköpfe befallen sind.

Die 22 Taucher ohne Skelettveränderungen aus der Gruppe dieser 65 hatten keine nennenswerten Klagen. Ein Beschwerdebild lag nur bei denen vor, die Skelettveränderungen aufwiesen, d. h. die Beschwerden sind durch diese hervorgerufen. Hier kann wiederum gesagt werden, sie sind vorhanden bei ganz bestimmten Lokalisationen und wenn die Veränderungen die Gelenke mitbetreffen. Von 20 Fällen, bei denen lediglich einer oder beide Oberarmköpfe befallen waren, wiesen 16 keinerlei Beschwerden auf; 4 hatten Klagen. In dieser Gruppe befindet sich jedoch keiner, bei dem ein Funktionsausfall vorlag, keiner war berufsunfähig. Bei einem Taucher, bei dem lediglich einer oder beide Oberschenkelköpfe befallen waren, bestanden Beschwerden und ein Funktionsausfall ohne Berufsunfähigkeit. Bei 9 Fällen mit Befallensein der Oberarm-, und Oberschenkelköpfe lag in 4 Fällen Beschwerdefreiheit vor, in einem Fall bestanden Schmerzen mit Funktionsausfall und in 4 Fällen Beschwerden mit Funktionsausfall und Berufsunfähigkeit. In 10 Fällen, bei denen Oberarmköpfe gleichzeitig mit den distalen Femur- bzw. proximalen Tibiaenden befallen waren, lag Beschwerdefreiheit in 5 Fällen vor, in weiteren 5 Fällen bestanden Beschwerden, 2mal ohne, einmal mit gleichzeitigem Funktionsausfall und 2mal mit nachfolgender Berufsunfähigkeit. Die beiden Fälle, bei denen die Oberschenkelköpfe zusammen mit weiteren Knochen betroffen waren, gingen in einem Fall mit Beschwerden, im zweiten Fall zugleich mit Berufsunfähigkeit einher.

Die Betrachtung der einzelnen Fälle zeigt eindeutig, daß es vor allem durch *Befallensein der Oberschenkelköpfe* zu Beschwerden, Funktionsausfall und Berufsunfähigkeit kommt. Dagegen sind diejenigen Fälle, bei denen ein Betroffensein der distalen Oberschenkel- und proximalen Unterschenkelknochen vorliegt, klinisch vollkommen stumm. Subchondrale Sklerosen der Oberarmköpfe können ebenfalls klinisch ohne Krankheitserscheinungen sein, jedoch nur wenn keine starken deformierenden Prozesse vorliegen, vor allem mit sekundärer Beteiligung der Schultergelenke.

Bei Betrachtung der Einzelfälle, die der obigen statistischen Aufstellung zugrunde liegen, muß bezüglich der Beschwerden im Bereich der *Oberarmköpfe* festgestellt werden, daß insgesamt 16mal Schmerzen im Schulterbereich auftraten, wobei einige Patienten in beiden Schultern Beschwerden verspürten. Unter diesen 16 Fällen lag 10 mal lediglich eine subchondrale Sklerose vor, ohne daß die Knorpeldecke lädiert war bzw. ohne arthrotische Veränderungen der Schultergelenke. In 6 weiteren Fällen dagegen lagen den Beschwerden stärkere Veränderungen zugrunde mit Destruktion der Oberarmköpfe und z. T. grotesken arthrotischen Gelenkveränderungen. Nicht weniger als 6 der Patienten, und hierbei handelt es sich um diejenigen, die Destruktionen der Oberarmköpfe aufwiesen, hatten erhebliche Funktionsausfälle; 4 dieser Patienten waren berufsunfähig, 2 allein wegen ihrer Schultergelenkveränderungen, 2 wegen gleichzeitiger Veränderungen der Hüftgelenke.

Bei Betrachtung der *Hüftköpfe* ergibt sich ein anderes Bild. 9 Patienten hatten Beschwerden in 10 Hüftgelenken (einer war doppelseitig). Von diesen wiesen 6 schwere einseitige Destruktionen der Oberschenkelköpfe auf. Einer hatte Schmerzen bei sub-

chondralen Sklerosen beiderseits, ein weiterer hatte beiderseitige Beschwerden bei
subchondraler Sklerose rechts und fehlendem krankhaften linksseitigem Befund.
Wir sehen also, daß ganz anders als bei den Oberarmköpfen die wenigen Hüftkopf-
veränderungen in weit größerem Maße zu Destruktionen führen. Von diesen 9 Patienten
waren 6 berufsunfähig, das heißt alle, bei denen eine Destruktion der Hüftköpfe nachweisbar war. Die schweren krankhaften Befunde waren sämtlich einseitig lokalisiert.
Bei zwei dieser Patienten war die Berufsunfähigkeit gleichzeitig auf eine Destruktion
im Schultergelenk zurückzuführen. Zwei Taucher mit doppelseitigen Beschwerden
wiesen in einem Fall beiderseits subchondral gelegene Sklerosen ohne Destruktion auf,
hier lag keine Funktionseinbuße und keine Berufsunfähigkeit vor. In einem weiteren
Fall war eine einseitige Sklerose nachweisbar, ebenfalls ohne Funktionsstörung, während
die andere Seite, die Beschwerden machte, keine typischen Taucherveränderungen
zeigte.

Von sämtlichen 43 Tauchern dieser Gruppe mit Skelettveränderungen klagten nur
2 über stärkere *Kniebeschwerden*. In beiden Fällen lagen Knocheninfarkte im distalen
Femur vor, in einem der Fälle gleichzeitig in der proximalen Tibia. Es muß jedoch
hervorgehoben werden, daß die Beschwerden viel eher auf die in beiden Fällen nachweisbaren Destruktionen der Hüftgelenke der gleichen Seite zurückzuführen sind in
Kenntnis der Tatsache, daß Hüfterkrankungen vielfach Kniebeschwerden verursachen.
In Anbetracht der übrigen klinisch völlig stummen Infarkte der langen Röhrenknochen,
d. h. der distalen Oberschenkel und proximalen Unterschenkel, sind die Symptome bei
2 Patienten von seiten der Knie mit überwiegender Wahrscheinlichkeit auf die Hüft-
veränderungen und nicht auf die Sklerosen der Röhrenknochenschäfte zurückzuführen.

3. Röntgenbild der chronischen Druckluftschäden

Wie die vorangegangenen Ausführungen zur Lokalisation und Häufigkeit der
Skelettveränderungen bei Tauchern gezeigt haben, treten sie in einer Häufigkeit von
55 % auf, d. h. mehr als jeder 2. Taucher weist an irgendeinem Orte seines Skelettsystems, meist jedoch an verschiedenen Orten, mehr oder weniger typische Veränderungen auf. Es soll nun im folgenden erläutert werden, welcher Art diese Veränderungen
sind und ob man von typischen Röntgenbefunden sprechen kann.

Wie wir weiter gesehen haben, sind die Oberarmköpfe bzw. -hälse am häufigsten
befallen. Die genannten 72 Patientent wiesen das Befallensein von 117 Schultergelenken auf, d. h. in der überwiegenden Mehrzahl waren beide Schultergelenke betroffen, und zwar war eine doppelseitige Erkrankung an dieser Stelle bei 50 Patienten
nachweisbar. Hiervon waren bei 28 Fällen beide Oberarmköpfe bzw. -hälse allein
befallen, bei 22 lagen neben dem Befallensein beider Oberarmköpfe noch sonstige
Lokalisationen vor. In 5 Fällen war nur ein Oberarmkopf, neben sonstigen Herden,
erkrankt. Lediglich in 12 Fällen war nur ein Oberarmkopf allein befallen, 5mal der
rechte, 7 mal der linke. Letztere gehören zur Gruppe der Patienten mit monostotischen
Veränderungen, einer Gruppe, die insgesamt nur 15 Patienten umfaßt. Hiermit ist schon
von vornherein aufgezeichnet, daß $^2/_3$ der Taucher mit Skelettveränderungen ein
Befallensein beider Oberarmköpfe aufweisen, allein oder neben sonstigen Lokalisationen. Dies bedeutet für die Röntgendiagnostik der Erkrankungen eine große Hilfe.

Weitere 7 Patienten wiesen sonstige multiple Skelettveränderungen auf, wobei in 5 Fällen ein Schultergelenk miterkrankt war. Besondere diagnostische Schwierigkeiten bieten die Fälle mit monostotischen Gelenkveränderungen. Bei den 15 Patienten dieser Gruppe wiesen 12 das Befallensein eines Schultergelenkes auf, einer eines Schenkelkopfes, 2 weitere des kniegelenknahen Abschnittes eines Oberschenkelknochens. Gerade für diese Gruppe ist es von besonderer Bedeutung, ob die für eine Tauchererkrankung typischen Skelettveränderungen nachgewiesen werden können. Zwar gibt die Erhebung der Vorgeschichte einen Hinweis, worum es sich bei einer Knochenveränderung handeln könnte, jedoch wäre es vom diagnostischen Standpunkt her wünschenswert, wenn man sagen könnte, daß eine bestimmte Skelettveränderung typisch für eine Tauchererkrankung ist.

Wir haben die röntgenologisch nachweisbaren *Skelettveränderungen* in 4 Typen unterteilt. *Zu Typ 1* zählen wir diejenigen Fälle, bei denen eine kaum sichtbare *Sklerosierung des Knochens* an irgendeiner Stelle des Skelettsystems auftritt (Abb. 12, 14, 16). Es handelt sich hierbei um Veränderungen, die nur dem geübten Diagnostiker offenbar werden. Hierher gehören diejenigen Fälle, die REBOUL und Mitarbeiter als subchondrale irreguläre Sklerosen bezeichnen, und die auf Standardaufnahmen kaum sichtbar sind. Die Bilder seien SUDECK-ähnlich und gelegentlich ohne eigentliches Charakteristikum, und sie würden sich einem in vielen Fällen erst bei Durchführung von Vergrößerungen der Aufnahmen offenbaren. In diese Gruppe gehören auch diejenigen Fälle, die FOURNIER und JULIEN unter der Bezeichnung „Bilder mit Rarifizierung des Knochens" anführen. Es handele sich hierbei um Fälle mit flächenhafter Demineralisation nur an Hüften und Schultergelenken.

Es würden große Aufhellungsbezirke mit scharfen Grenzen auftreten, häufig jedoch auch kleine helle runde Herde, manchmal konfluierend. Diese Veränderungen seien jedoch nicht spezifisch für eine Caissonkrankheit. Man würde sie auch bei chronisch fortschreitender Arthritis, der Zosterosteopathie, bei der Osteitis JÜNGLING und gewissen Retikulopathien BESNIER, BOECK usw. finden. Diese Veränderungen seien weiter von besonderen Formen der Polyarthritis kaum zu unterscheiden. Spezifisch sei nur ihr Sitz.

Unter *Typ 2* verstehen wir diejenigen Fälle, bei denen *dichte Skleroseherde*, vor allem im Bereich der *Konvexität der Oberarm- und Oberschenkelköpfe* sichtbar sind, ein- oder beidseitig, wodurch das Bild einer *Schneekuppe* entsteht (Abb. 18, 19, 20, 21). Diese vor allem an Oberarmköpfen nachweisbaren typischen Taucherveränderungen werden auch bei monostotischem Befall die Diagnose mit Sicherheit erlauben. Wir würden auch die von REBOUL und Mitarbeitern angeführten Fälle mit irregulären Verdichtungen des Knochens sowie die von FOURNIER und JULIEN erwähnten runden oder ovalären Zysten mit kalkdichtem peripheren Wall, multipel oder in Gruppen auftretend, hierzu zählen. Diese Veränderungen treten in der Regel im Bereich des Oberarmkopfes und des Oberschenkelkopfes auf, seltener jedoch auch im Pfannendach. Wir haben derartige unspezifische Zysten nur als Taucherveränderungen angeführt, wenn an typischer Stelle Sklerosen nachweisbar waren.

Alle Skelettveränderungen dieser Gruppe, so unterschiedlich sie auch erscheinen mögen, haben eines gemeinsam, nämlich das Fehlen größerer Destruktionsherde in unmittelbarer Gelenknähe.

Zu den von uns als *Typ 3* bezeichneten Fällen gehören diejenigen, bei denen *größere Zystenbildungen* in der Nähe von *Sklerosen* nachweisbar sind, die als Resorptionsherde

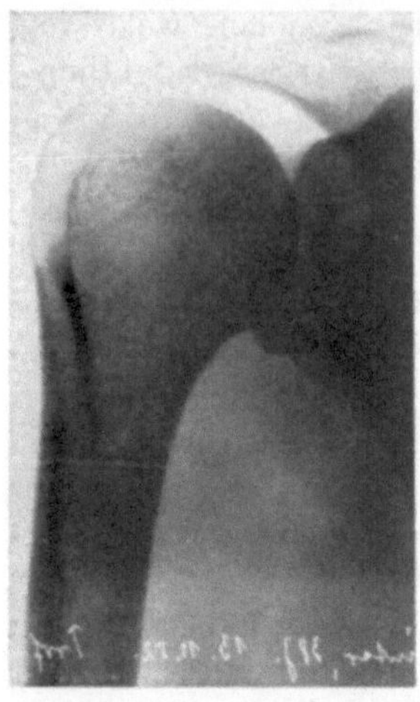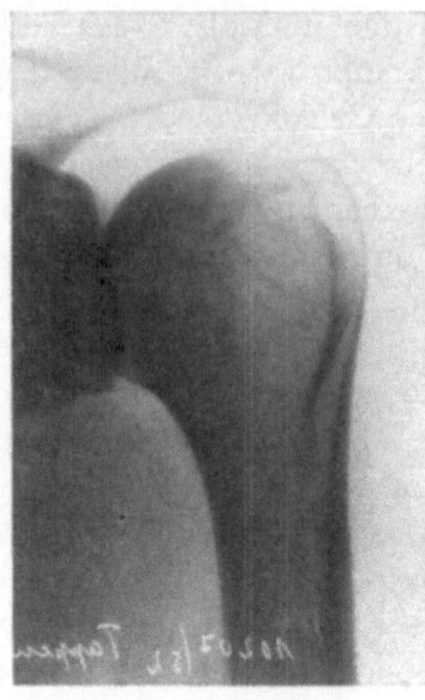

Abb. 12 und 13. Leichte, kaum sichtbare subchondrale Sklerose beider Oberarmköpfe, mäßige umschriebene Skleroseherde im Bereich der ehemaligen Epiphysenlinien. Feinste zystische Aufhellungen in der Umgebung. Keine Arthrosis. Auf der re. Seite sind die Veränderungen noch geringgradiger und kaum erkennbar vorhanden (Veränderungen dieser Art sind nicht ohne weiteres als typisch für Druckluftschäden anzusprechen. Durch Beobachtung wurde das Fortschreiten der Veränderungen festgestellt und damit eine Druckluftschädigung bestätigt). Typ 1

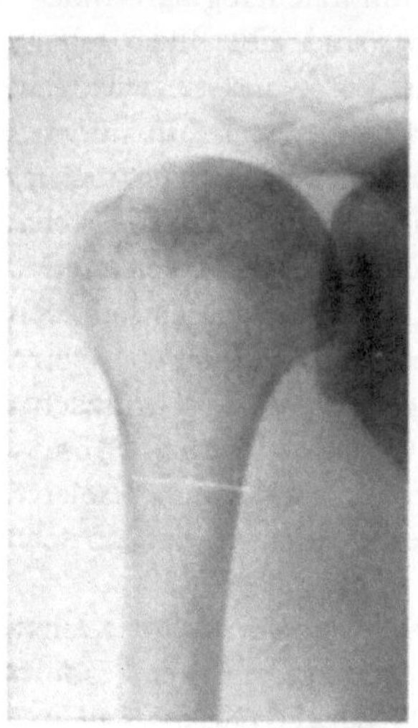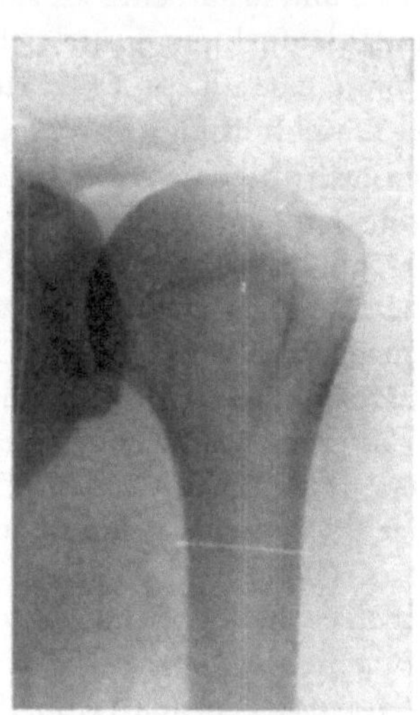

Abb. 14 und 15. Ähnliche leichte Veränderungen wie auf Abb. 13 sind hier im Bereich beider Oberarmköpfe feststellbar. Auch sie sind nicht ohne weiteres als typisch für eine Tauchererkrankung aufzufassen. Typ 1

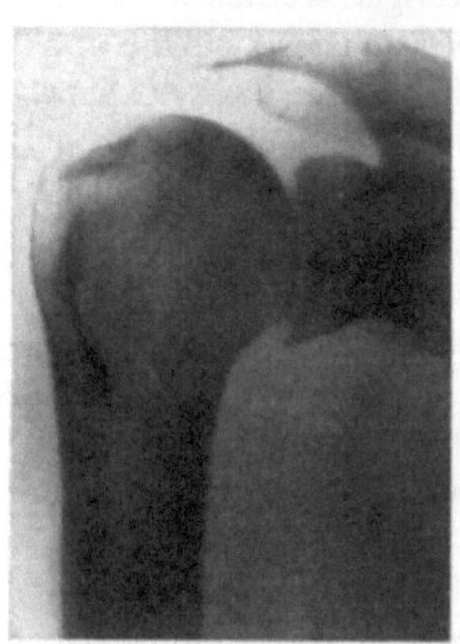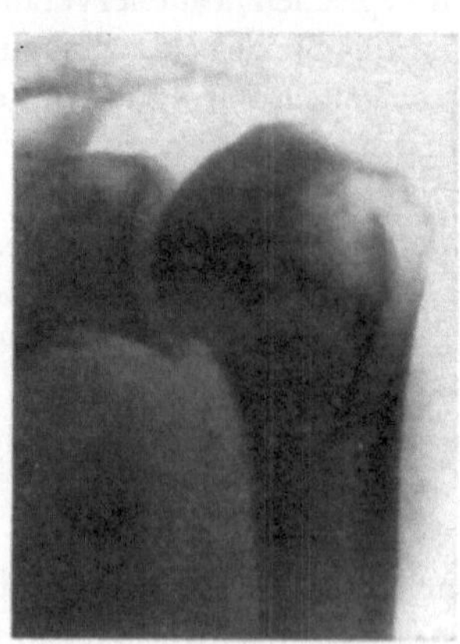

Abb. 16 und 17. Schon deutlicher manifestiert sich eine Drucklufterkrankung des Stadiums I im Bereich der re. Seite der Aufnahme. Hier liegt nur eine etwas weitergehende subchondrale Sklerosierung vor mit kleiner subchondral gelegener Degenerationszyste. Infolge der stärker veränderten li. Seite ist die Diagnose unschwer zu stellen. Typ 1 rechts, Typ 4 links

Abb. 18 und 19. Typische subchondral gelegene dichte Sklerosierung beider Oberarmköpfe. Dieser Typ (2) wird als Schneekuppe bezeichnet, ist unschwer zu erkennen und unter die Drucklufterkrankungen einzureihen. Typ 2

Abb. 20 und 21. Typische beiderseitige subchondrale Sklerosen. Zystenbildung im Bereich des li. Oberarmkopfes mit kalkdichtem, wallartigem Rand. Als Nebenbefund findet sich links eine Verkalkung am Tuberkulum majus humeri (Periarthritis humero scapularis). Typ 2

Abb. 22 und 23. Starke Skleroseherde, teils subchondral, teils im Bereich der zentralen Abschnitte der Oberarmköpfe gelegen, in die Diaphysen herabreichend. Gleichzeitig sind mehrere Zysten mit sklerotischem Rand nachweisbar. Typ 3

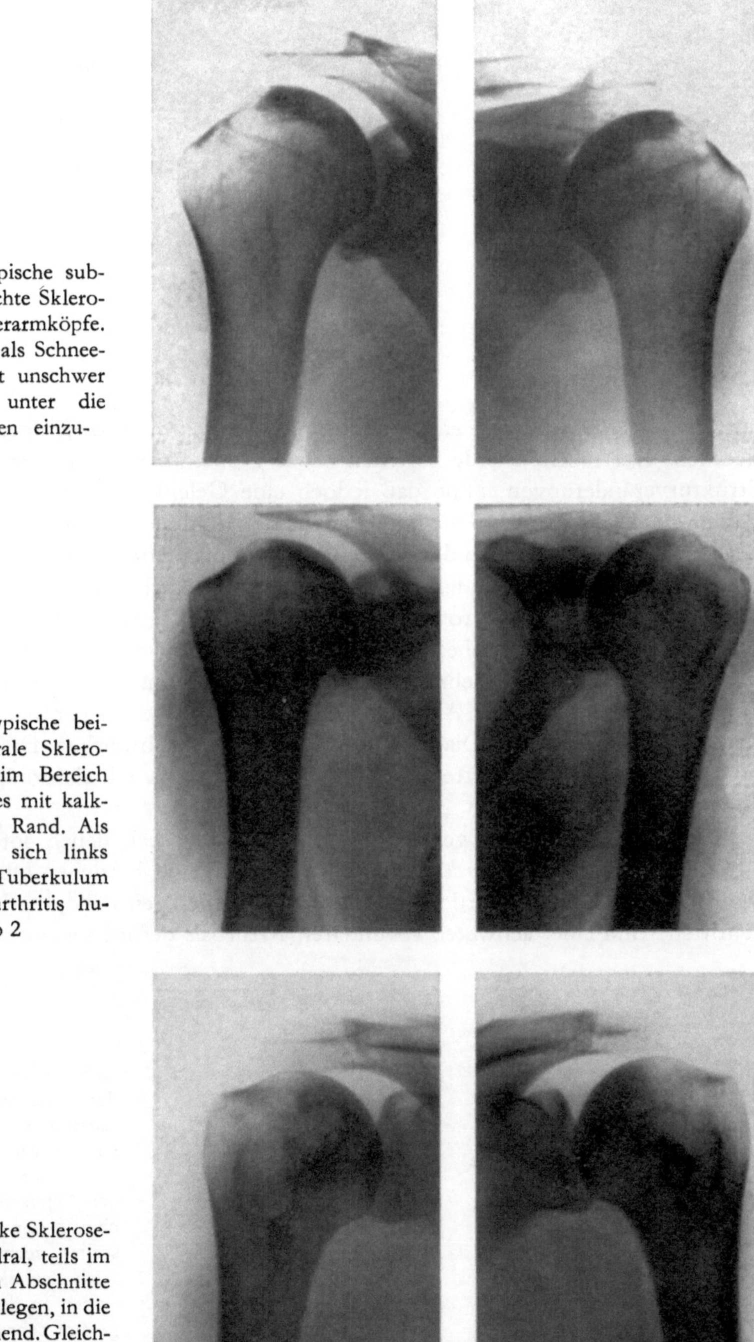

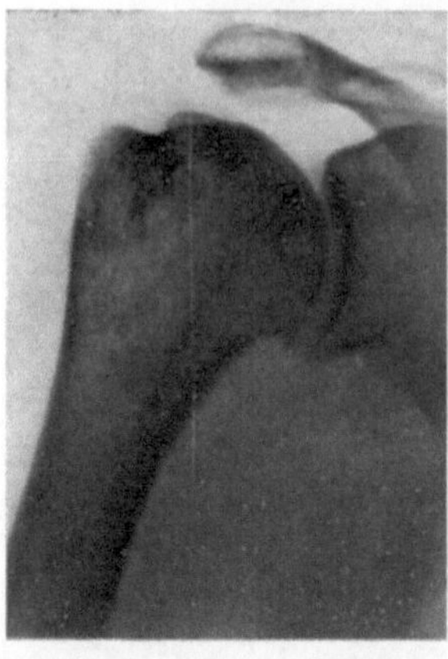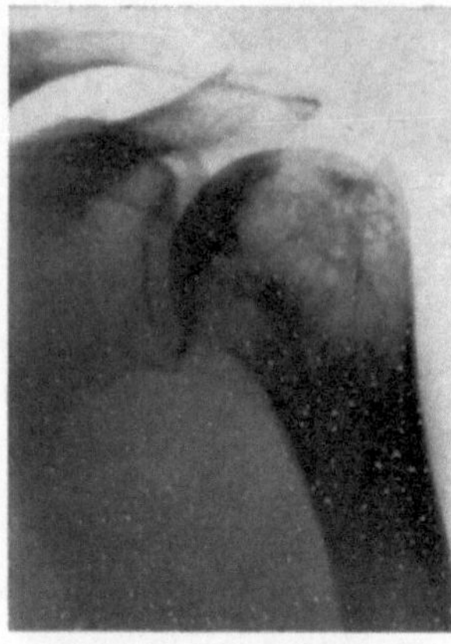

Abb. 24 und 25. Diese linksseitig zum Typ 3 gehörige Tauchererkrankung der Oberarmköpfe zeigt beiderseits einen unmittelbar subchondral gelegenen größeren Destruktionsherd, der links stärker als rechts ausgeprägt ist. Weitere kleinere Herde sind im Bereich der Oberarmköpfe vor allem auf der linken Seite nachweisbar. Rechtsseitig ist bereits der Beginn des Typ 4 erreicht

aufgefaßt werden müssen. In diese Gruppe gehören auch diejenigen Fälle, bei denen deutliche Destruktionsherde bestehen sowie grobe, vorwiegend subchondral gelegene Strukturveränderungen, ohne daß jedoch eine Gelenkbeteiligung vorliegt, d. h. bei glatter Begrenzung des Gelenkknorpels. Dazu kommen die Fälle mit korkenzieherartigen *Infarkten* im Bereich der Röhrenknochen, die erstmalig im Jahre 1952 von einem von uns beschrieben wurde. Es handelt sich um mehr oder weniger ausgedehnte, vorwiegend strähnige, nekrotische Bezirke eines oder beider Ober- und Unterschenkelknochen in Kniegelenknähe. Die Herde liegen vorwiegend zentral im Bereich der Diaphysen und weisen mehr oder weniger ausgedehnte zentrale Markverkalkungen und Verknöcherungen auf. Ähnliche Veränderungen sind gelegentlich, wenn auch recht selten, bis zur Mitte der Diaphysen der Oberarme nachweisbar. Diese Herde können multipel oder singulär auftreten und weisen gelegentlich kreisförmige Demarkationszonen auf (Gruppe 3; Abb. 22, 23, 24, 25).

Zur *Gruppe 4* endlich gehören diejenigen Fälle, bei denen infolge *subchondraler Sklerosen wellige Begrenzungen der Gelenkflächen* sichtbar sind, bei denen *Dissektionen* größerer oder kleinerer Knochenpartien auftreten sowie diejenigen Fälle, die bereits das fortgeschrittene Bild einer schweren sekundären Arthrosis deformans aufweisen. Es handelt

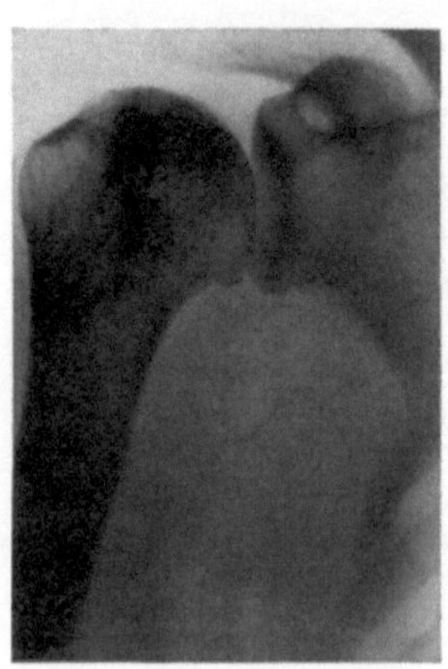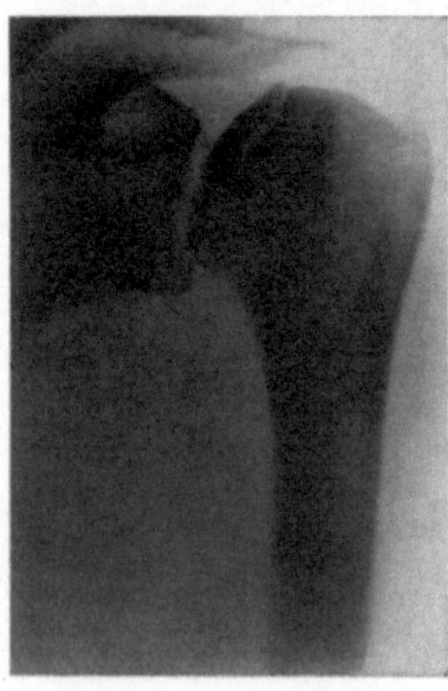

Abb. 26 und 27. Erhebliche beiderseitige subchondrale Sklerosen mit Zystenbildung und Destruktionsherden. Der zentrale Anteil der Gelenkfläche des linken Oberarmkopfes ist in Form einer großen Knochenschale disseziert, rechts bestehen im Bereich der Sklerose schon Arrosionen an der Gelenkfläche. Insgesamt sehr grobsträhnige Knochenstruktur. Rechts liegt weiter eine diaphysäre Sklerosierung vor. Typ 4

sich damit um Fälle, bei denen infolge subchondraler, zumeist ausgedehnter Nekrosebezirke eine Ernährungsstörung des darüberliegenden Knorpels eingetreten ist mit
nachfolgender Beteiligung des betreffenden Gelenkes (Gruppe 4; Abb. 27 bis 33).

Diese nach radiologischen Gesichtspunkten getroffene Einteilung entspricht auch im
wesentlichen dem klinischen Erscheinungsbild, wobei in der Regel Typ 1 und 2 keine
klinischen Beschwerden verursachen, Typ 3 in manchen Fällen und Typ 4 fast stets
erhebliche klinische Symptome aufweisen. Multiplizität der Knochen- und Gelenkveränderungen sowie das vorzugsweise Befallensein ganz bestimmter Knochen in der

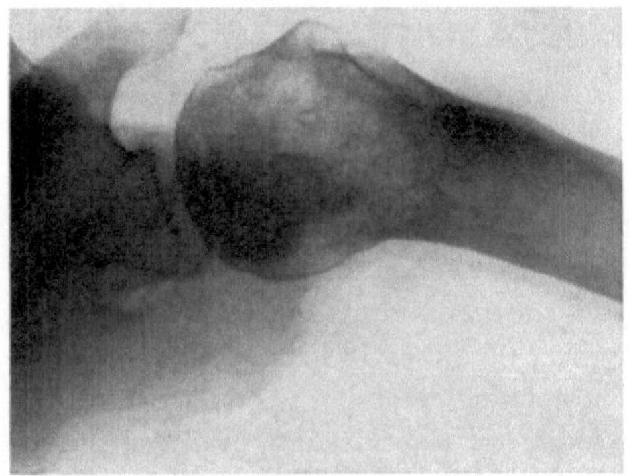
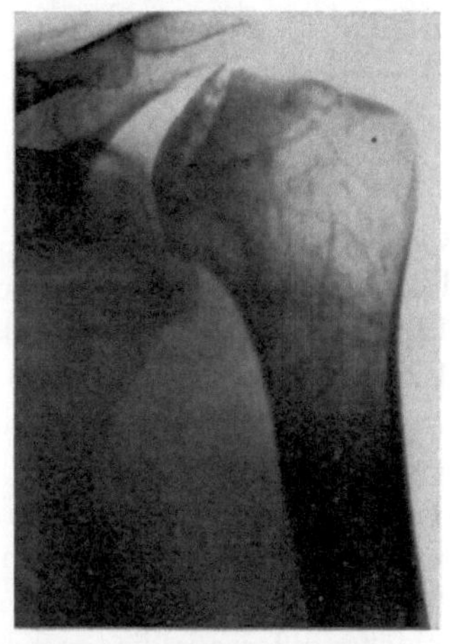

Abb. 28 und 29. Großer Dissektionsherd an der Gelenkfläche des
linken Oberarmkopfes inmitten einer ausgedehnten Sklerose. Typ 4

Nähe ganz bestimmter Gelenke sind daher charakteristische Zeichen chronischer
Druckluftschäden im Röntgenbild, wobei die Veränderungen in der Regel identisch
sind. Bis auf einige beginnende Fälle vom Typ 1 sind sie ohne weiteres als typische
Taucherveränderungen zu erkennen. Aus diesem Grunde verdienen auch die Er-
scheinungen, die sich unter Typ 1 verbergen, innerhalb dieses Kapitels besondere
Aufmerksamkeit.

Veränderungen im Bereich der Schultergelenke, der Oberarmköpfe und -hälse: Diese Gruppe
verdient auf Grund ihrer Häufigkeit besondere Beachtung. Auf den Abb. 1 bis 11 sind
typische Befunde aller 4 Schweregrade wiedergegeben. Während auf den ersten Abbildungen ohne Kenntnis der Vorgeschichte sowie ohne begleitende weitere typische Veränderungen andererSkeletteile eineTaucherkrankheit röntgenologisch nur mit Schwierigkeiten zu diagnostizieren ist, kann die Diagnose bei den weiteren in der Regel allein
nach dem röntgenologischen Bild leicht gestellt werden. Abgesehen von den ersten
Aufnahmen des Typ 1 zeigen die Bilder dem Erfahrenen eindeutig Spätfolgen abge-
laufener Knocheninfarkte bzw. Gewebsschädigungen nach Drucklufterkrankungen.
Im Spätstadium einer schweren deformierenden Arthropathie können ohne Berücksichtigung der Anamnese und in Unkenntnis der Folgen chronischer Druckluftschäden
ebenfalls röntgenologisch differentialdiagnostische Schwierigkeiten auftreten, wie die
letzten Abbildungen des Typ 4 an Oberarmköpfen zeigen.

In unserem Krankengut wären also, wenn man von der Erhebung der Vorgeschichte
absieht, lediglich die monostotischen Veränderungen an Oberarmköpfen vom Typ 1
schwierig zu diagnostizieren. Bei Vorliegen leichter uncharakteristischer Sklerosen eines

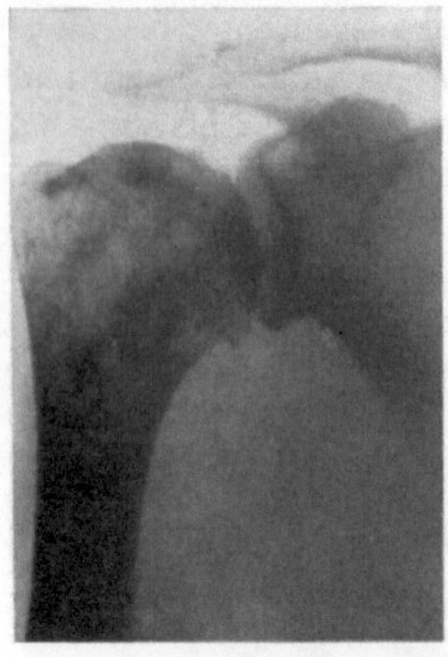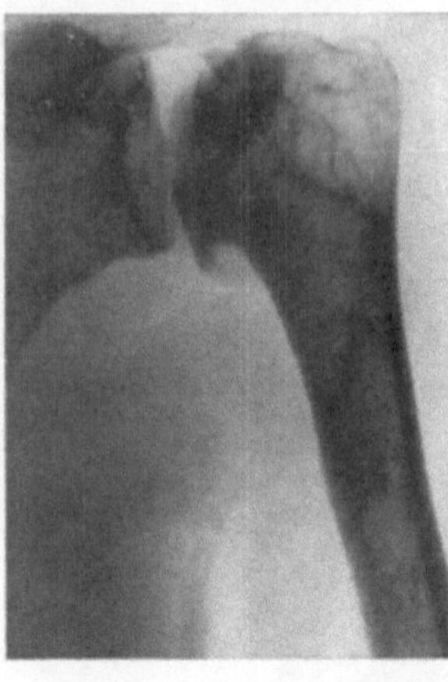

Abb. 30 und 31. Die rechte Seite zeigt eine beginnende wellige Konturierung der Gelenkfläche und beginnende sekundäre Arthrosis deformans. Starke subchondral und im Bereich des Collum anatomicum gelegene Sklerose. Die linke Seite zeigt einen bereits weiter fortgeschrittenen schweren deformierenden Gelenkprozeß mit Dissektion von Knochenteilen aus dem Oberarmkopf und starken Sklerosen im Bereich des proximalen Oberarmschaftes. Impression der Gelenkfläche links am Orte der Dissektion

Oberarmkopfes kann bei den polyostotischen Fällen durch die weiteren anderenorts lokalisierten Skelettveränderungen die Diagnose unschwer gestellt werden. Von den 12 monostotischen Oberarmkopfveränderungen gehörten 6 zum Typ 1, 3 zum Typ 2, 1 zum Typ 3 und 2 zum Typ 4. Mit anderen Worten: 6 dieser 12 Fälle, d. h. die Hälfte, waren, obwohl hier nur an dieser einen Stelle krankhafte Veränderungen nachzuweisen waren, unschwer als typische Drucklufterkrankungen zu identifizieren, eben weil sie zu den Typen 2 bis 4 gehörten. In den übrigen 6 Fällen konnten Veränderungen vom Typ 1 diagnostiziert werden, die in Verbindung mit der Vorgeschichte als Druckluftschäden angesprochen werden mußten. Hier wären ohne Kenntnis der Vorgeschichte differentialdiagnostische Schwierigkeiten aufgetreten, bzw. die Veränderungen wären als Druckluftschäden nicht erkannt worden.

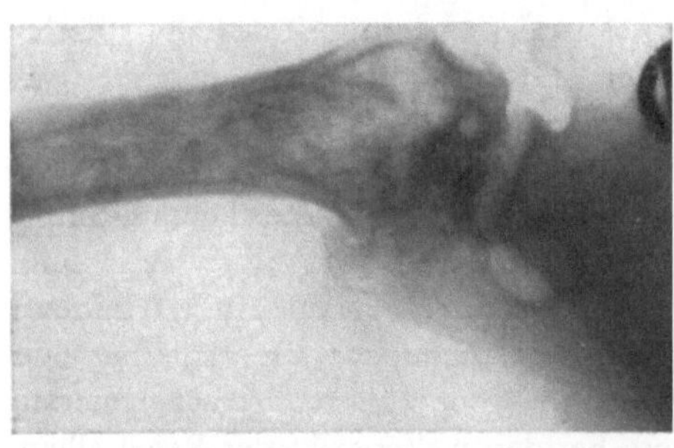

Abb. 32. Die axiale Aufnahme des auf 10b abgebildeten linken Oberarmkopfes zeigt deutlich die Impression im Bereich des Dissektionsherdes und die schwere deformierende Arthropathie

Betrachten wir die Gesamtzahl der 117 Veränderungen an Oberarmköpfen bzw. -hälsen, dann ergibt sich rein radiologisch eine diagnostische Unsicherheit lediglich in 6 dieser 117 Fälle, wobei gesagt werden muß, daß für den Erfahrenen auch bei einem Teil dieser 6 Fälle ohne Kenntnis der Vorgeschichte die Diagnose „Chronische Skelettveränderungen" nach Drucklufterkrankung gestellt werden kann.

Eine weitere Analyse der Oberarmkopf- bzw. -halsveränderungen ergibt, daß von 5 Fällen, bei denen nur ein Oberarmkopf bzw. -hals befallen war, neben sonstigen Lokalisationen wie z.B. an Oberschenkelköpfen, Oberschenkel- und Unterschenkelknochen, einer dieser 5 dem Typ 1, 2 dem Typ 2 und weitere 2 dem Typ 4 zuzuordnen waren, d.h. bei dieser Gruppe war die Diagnose in 4 von 5 Fällen allein am Befallensein

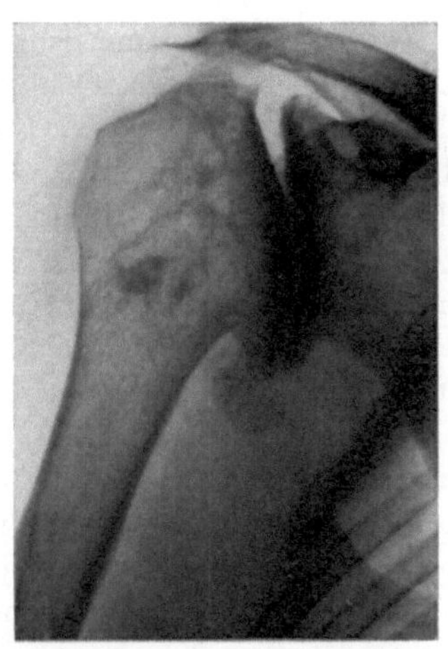

Abb. 33. Endzustand einer Tauchererkrankung des re. Schultergelenkes mit schwerer sekundärer Arthrosis deformans, mit Knor-
pelabschliff und extremer Verformung des Oberarmkopfes

des Oberarmkopfes bzw. -halses zu stellen ohne Kenntnis weiterer Skelettveränderungen. Der eine befallene Oberarmkopf vom Typ 1 wies weitere typische sklerotische Herde auf. Im vorliegenden Falle handelte es sich um einen Herd im distalen Femur und war dadurch als druckluftgeschädigt zu erkennen.

Von den restlichen 100 befallenen Oberarmköpfen bzw. -hälsen, d. h. bei 50 Erkrankten, ergab eine exakte Aufschlüsselung der Veränderungen — wobei die schwerer erkrankte Seite als für den Typ entscheidend bewertet wurde — ein Befallensein beider Oberarmköpfe nach dem Typ 1 in 23 Fällen. Von diesen 23 Fällen waren 19 lediglich im Bereich der Oberarmköpfe ohne weitere sonstige Skelettveränderungen lokalisiert. Hier ist das doppelseitige Auftreten auch schon geringer Veränderungen ein relativ sicherer Hinweis auf das Vorliegen einer leichten Druckluftschädigung. Bei drei Fällen lagen weitere typische Herde im Bereich des Skelettsystems anderenorts vor, bei einem ein fraglicher weiterer Knochenherd.

10 dieser 50 Fälle gehören dem Typ 2 an, 3 davon wiesen keine weiteren Skelettveränderungen auf, waren aber unschwer als Typ 2 einer Druckluftschädigung zu identifizieren bzw. als typische Taucherkrankheit, 7 hatten weitere Skelettveränderungen anderenorts.

Zum Typ 3 gehörten 6 Fälle, und zwar waren in 3 Fällen lediglich die Oberarmköpfe bzw. -hälse befallen, bei 3 weiteren waren typische Skelettbefunde anderenorts festzustellen. Dem Typ 4 schließlich müssen 11 Fälle zugeordnet werden, von denen nur 2 keine anderenorts lokalisierten Skelettveränderungen aufwiesen, 8 dagegen weitere typische Lokalisationen, einer eine fragliche.

Diese Aufschlüsselung der befallenen Oberarmköpfe bei beiderseitig erkrankten Tauchern zeigt uns, daß der reine Typ 1 ohne sonstige Skelettveränderungen nur in 19 Fällen auftrat. Hier ist für einen unbefangenen Beobachter und Untersucher die Diagnose in manchen Fällen schwierig, durch den doppelseitigen Befall erfährt jedoch die Diagnose „Taucherkrankheit" eine weitgehende Stützung, vor allem unter Berücksichtigung der Vorgeschichte. Die übrigen 31 Fälle lassen mit einer Ausnahme unschwer die Diagnose zu, hiervon 27mal allein schon mit Hilfe einer Röntgenaufnahme beider Oberarmköpfe bzw. -hälse.

Zusammenfassend kann damit zur Frage der Bedeutung der *Skelettveränderungen an den Oberarmköpfen* für die Diagnostik der *Taucherkrankheit* festgestellt werden: Von 131 Tauchern hatten 72 Skelettveränderungen. Unter diesen 72 waren 57 polyostotische und 15 monostotische Fälle. Es waren insgesamt 117 Oberarmköpfe erkrankt, 12 davon aus der Gruppe mit monostotischen Veränderungen; von diesen waren 6 dem Typ 1 zuzuordnen, 6 weitere dem Typ 2 bis 4. Von den 57 polyostotischen hatten 5 Fälle ein Befallensein nur eines Oberarmkopfes neben weiteren Skelettherden. Einer dieser befallenen Oberarmköpfe gehörte dem Typ 1 an, 2 dem Typ 2 und 2 dem Typ 4. Von insgesamt 50 Fällen mit Beteiligung beider Oberarmköpfe hatten 28 ein Befallensein allein an dieser Stelle, 22 an beiden Oberarmköpfen zusammen mit sonstigen Skelettmanifestationen. In dieser Gruppe waren 19 Fälle, bei denen eine alleinige Erkrankung beider Oberarmköpfe vom Typ 1 festgestellt werden konnte, 3 Fälle mit Befallensein beider Oberarmköpfe vom Typ 1 mit weiteren sicheren Skelettmanifestationen, 1 Fall vom Typ 1 mit einer fraglichen weiteren Skelettveränderung. 10 Fälle dieser Gruppe waren dem Typ 2 zuzuordnen, von diesen wiederum 3 mit alleinigem Befallensein beider Oberarmköpfe, 7 mit weiteren Skelettmanifestationen. Dem Typ 3 waren 6 Fälle zuzuordnen, von denen 3 ein alleiniges Befallensein der Oberarmköpfe aufwiesen, 3 weitere sonstige Skelettveränderungen. Dem Typ 4 schließlich waren 11 Fälle zuzuordnen, 2 mit alleiniger Beteiligung der Oberarmköpfe und sekundär der Schultergelenke, 8 mit weiteren sicheren Skelettveränderungen, einer mit einer weiteren fraglichen Skelettmanifestation. Nur in 2 der 57 Fälle war kein Befallensein eines oder beider Oberarmköpfe feststellbar.

Aus diesen Zahlen geht eindeutig die besondere Wichtigkeit der Skelettveränderungen im Bereich der Oberarmköpfe vor allem für die Diagnostik der chronischen Taucherkrankheit hervor. Diese Lokalisation ist bei weitem am häufigsten. Von 72 Tauchern mit chronischen Skelettveränderungen hatten 67 zumindest in einem Oberarmkopf einen Herd. Die übrigen 5 hatten 4mal Herde im Bereich der distalen Oberschenkelknochen, einmal einen einzelnen Herd im linken Oberschenkelkopf. Weiter kann festgestellt werden, daß nur bei 30 von 117 erkrankten Oberarmköpfen der Typ 1 vorlag, hiervon wiederum waren nur 26 ohne sonstige sichere typische Taucherveränderungen an anderen Skeletteilen, so daß nur in einigen dieser Fälle bei alleiniger Untersuchung der Oberarmköpfe und ohne Berücksichtigung der Vorgeschichte Zweifel an ihrem Charakter aufkommen konnten. Die übrigen Fälle waren schon allein durch Untersuchung der Oberarmköpfe als typische Taucherkrankungen anzusprechen (Abb. 34 bis 39).

Veränderungen im Bereich der Hüftgelenke, Oberschenkelköpfe und -hälse: Viel seltener als die Oberarmköpfe sind bei Tauchern die Oberschenkelköpfe befallen. Insgesamt waren 18 Oberschenkelköpfe erkrankt. Von 13 Patienten waren 5 doppelseitig und 8 einseitig befallen. Unter den 15 Fällen mit monostotischen Skelettveränderungen fand sich nur einer, bei dem nur ein Oberschenkelkopf allein befallen war. Dieser war, da er dem Typ 4 angehört, unschwer als typische Taucherkrankung zu diagnostizieren. Alle übrigen Fälle mit Befallensein der Oberschenkelköpfe waren mit begleitenden weiteren Skelettveränderungen zumeist im Bereich der Oberarmköpfe vergesellschaftet und schon dadurch unschwer zu diagnostizieren.

Ganz anders als bei den Oberarmen ist die Zahl der dem Typ 1 zugehörenden relativ niedrig. Bei den 8 einseitigen Fällen fand sich nur einer dem Typ 1, 2 dem Typ 2 zugehörig, zum Typ 3 gehörten keine und zum 4. Typ 5 (Abb. 38, 39). Bei beidseitigem Befallensein der Oberschenkelköpfe lag bei 3 Fällen der Typ 1 vor (Abb. 34 und 36 links), bei 2 Fällen der Typ 2 (Abb. 35). Wir sehen, daß im Gegensatz zum einseitigen Betroffensein, bei dem die schweren Veränderungen vorwiegen, bei beidseitigem Befallensein

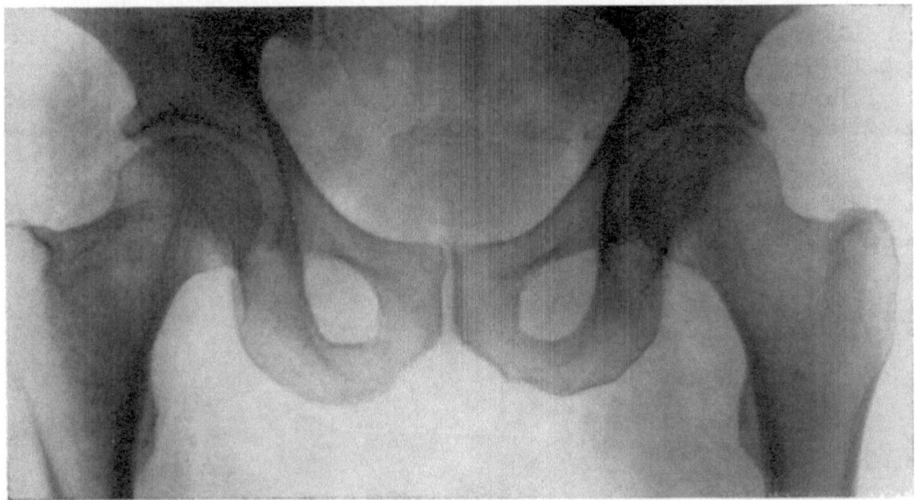

Abb. 34. Doppelseitige, vornehmlich jedoch rechtsseitig entwickelte leichte subchondrale Sklerose beider Oberschenkelköpfe. Strähnige Zeichnungen im Bereich der Schenkelhälse. Kalkdichte intratrochantere Verschattungen sklerotischer Art. Typ 1 (Die Diagnose wurde in diesem Fall gesichert durch typisches Befallensein anderer Skeletteile. Durch Verlaufsbeobachtung als Druckluftschaden bestätigt)

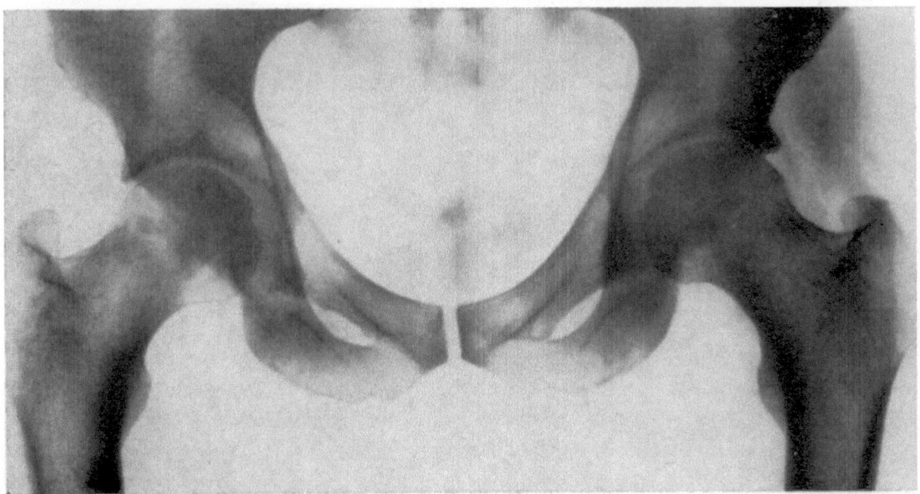

Abb. 35. Ausgedehnte Sklerosen im zentralen und medialen Bereich des re. Oberschenkelkopfes sowie linksseitig subchondral mit zentraler zystischer Aufhellung. Glatte Begrenzung der Gelenkkonturen. Typ 2

vornehmlich leichte Veränderungen der Oberschenkelköpfe bestehen. Nur in einem Fall waren bei beidseitiger Erkrankung schwere Veränderungen an den Hüftgelenken mit sekundärer Arthrosis deformans nachweisbar (Abb. 37).

Veränderungen der Ober- und Unterschenkelknochen (Abb. 40 bis 45): An 2. Stelle in der Häufigkeit des Skelettbefalles stehen die *Infarkte der langen Röhrenknochen*, und zwar vor allem der kniegelenknahen Abschnitte der Oberschenkelknochen. Von insgesamt 38 erkrankten Oberschenkelknochen waren 12 einseitig, 13 doppelseitig befallen. Die 12 einseitigen Erkrankungen waren 10mal von weiteren Skelettveränderungen begleitet. In einem Fall lag eine fragliche begleitende Skelettveränderung anderenorts vor, in einem

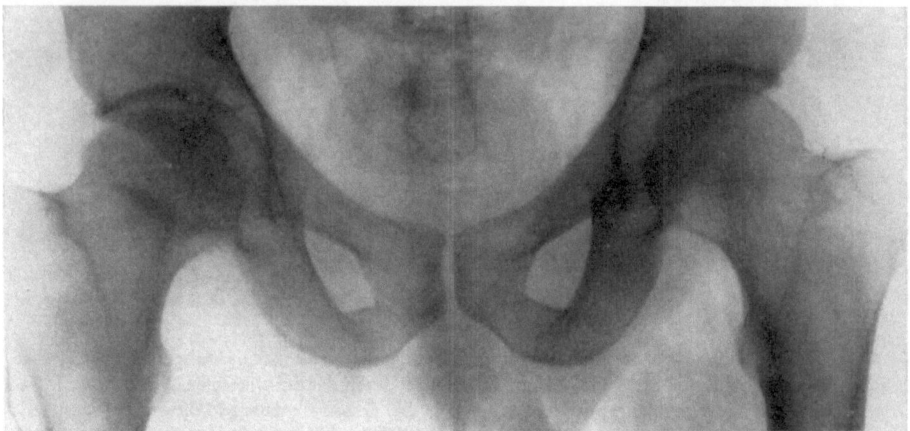

Abb. 36. Starke subchondrale Sklerose des re. Oberschenkelkopfes und -halses mit zystischer Aufhellung. Leichte homogene subchondrale Sklerose links. Rechts Typ 3, links Typ 1

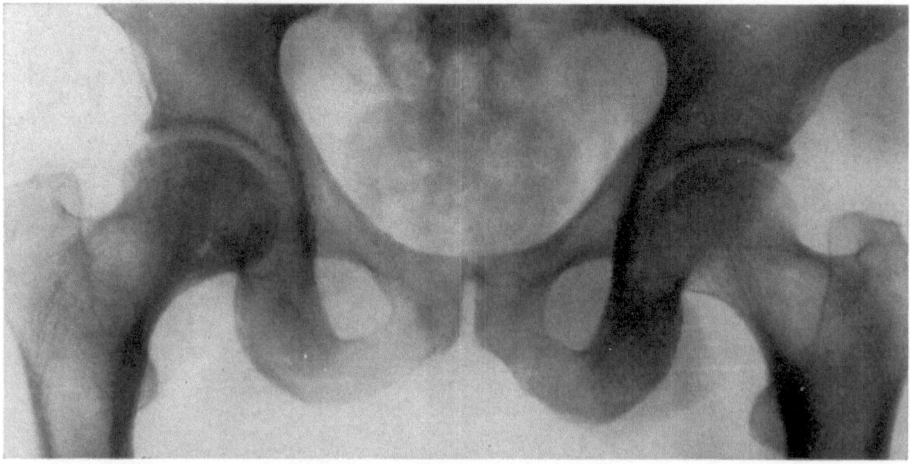

Abb. 37. Beiderseitige Veränderungen der Oberschenkelköpfe, rechts stärker als links, mit feststellbarem Einbruch des sklerotischen Kopfes rechts im Bereich des stärker belasteten oberen äußeren Quadranten (Eierschalentyp). Rechts Typ 4, links Typ 2

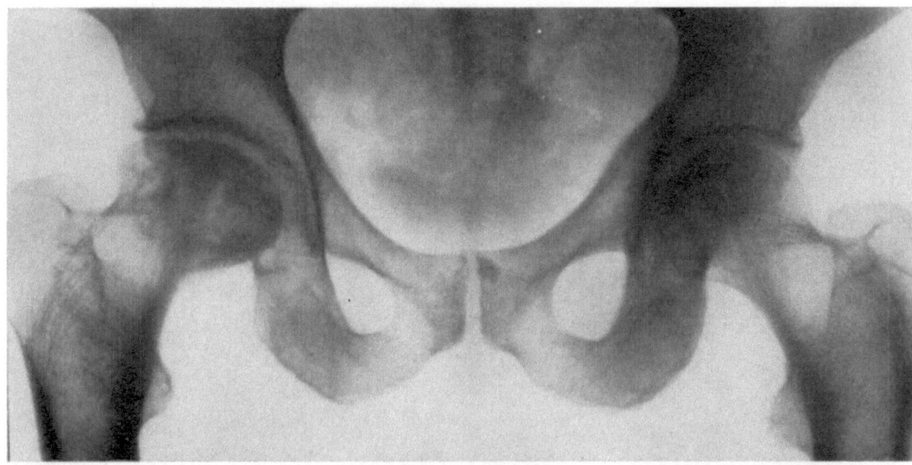

Abb. 38. Starke Deformierung des re. Oberschenkelkopfes mit Teilnekrose desselben und ausgedehnter Zystenbildung. Arthrotische Veränderungen des re. Hüftgelenkes. Einbruch der Gelenkfläche im Bereich des oberen äußeren Quadranten. Identisch mit Abb. 15, nur 8 Monate später aufgenommen. Zunahme der Arthrosis deformans. Typ 4

anderen war die Erkrankung des Femur die einzige Manifestation der Taucherkrankheit. 7 der Fälle hatten geringe, 5 ausgedehnte Skelettveränderungen. Die 7 mit geringen Erscheinungen hatten stets begleitende andere Veränderungen am Skelettsystem, von den 5 ausgedehnten Infarkten der distalen Oberschenkel war in einem Fall der Infarkt der

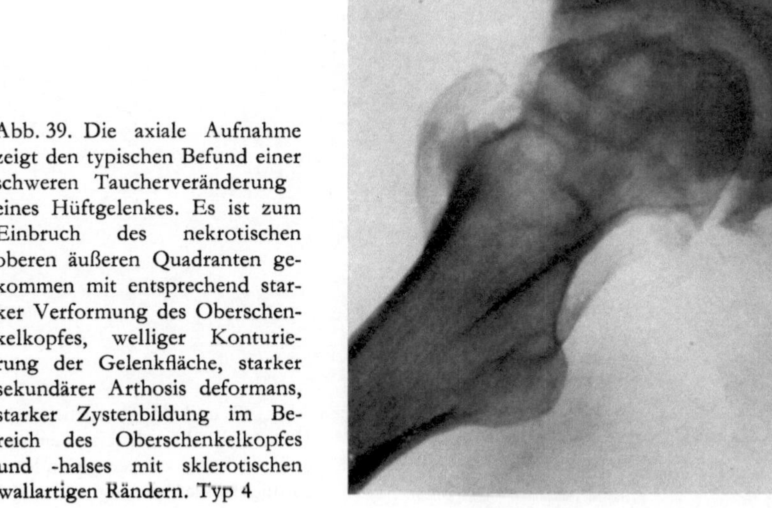

Abb. 39. Die axiale Aufnahme zeigt den typischen Befund einer schweren Taucherveränderung eines Hüftgelenkes. Es ist zum Einbruch des nekrotischen oberen äußeren Quadranten gekommen mit entsprechend starker Verformung des Oberschenkelkopfes, welliger Konturierung der Gelenkfläche, starker sekundärer Arthosis deformans, starker Zystenbildung im Bereich des Oberschenkelkopfes und -halses mit sklerotischen wallartigen Rändern. Typ 4

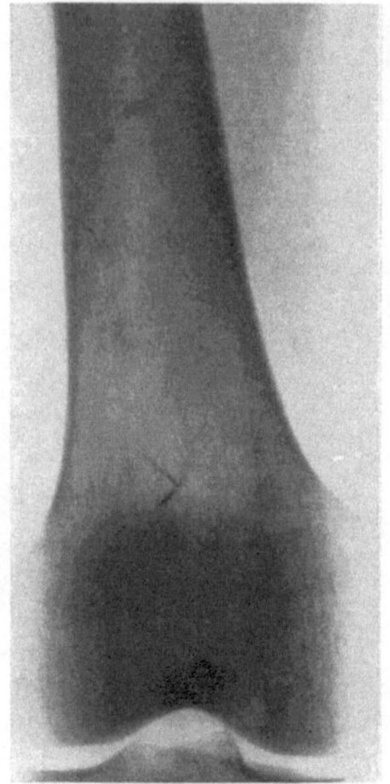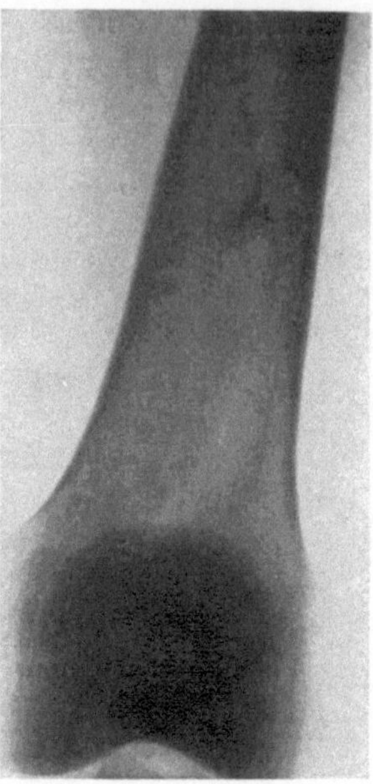

Abb. 40 und 41. Geringer rechts-seitiger Oberschenkelinfarkt, etwas stärkerer linksseitiger Ober-schenkelinfarkt mit deutlicher Sklerosierung im Bereich des Markraumes

alleinige Ausdruck einer Taucherkrankheit. Häufiger war jedoch das Befallensein beidseitig, und zwar in 13 Fällen = 26 Extremitäten. Hier überwogen bei weitem die schweren, ausgedehnten Sklerosen. Zwei geringen Skelettveränderungen standen 11 schwere Infarkte gegenüber. Eine der geringen Skelettveränderungen war lediglich auf

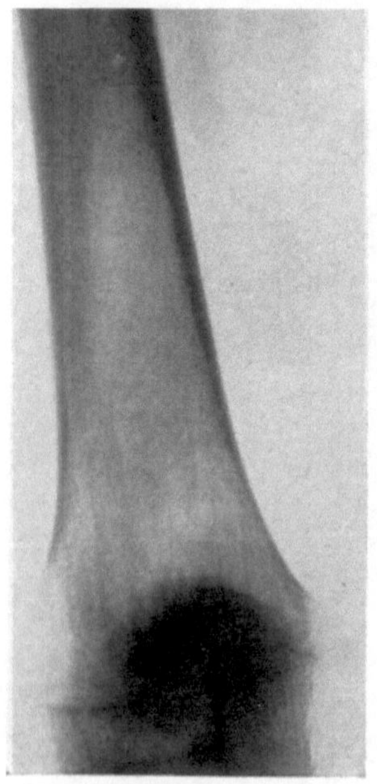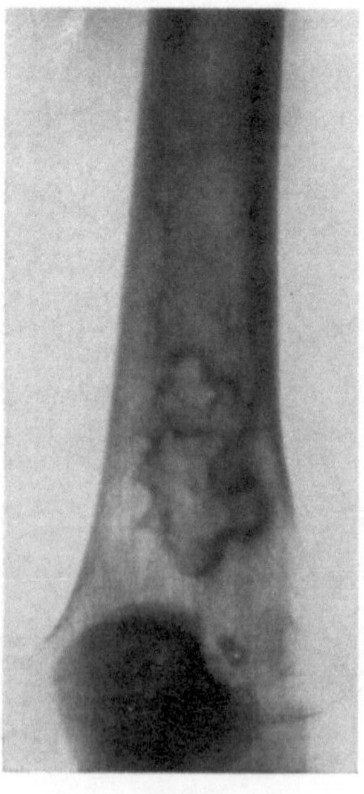

Abb. 42 und 43. Ausgedehnter Knochenherd im distalen Femur-ende re. mit starker girlanden-förmiger Sklerosierung

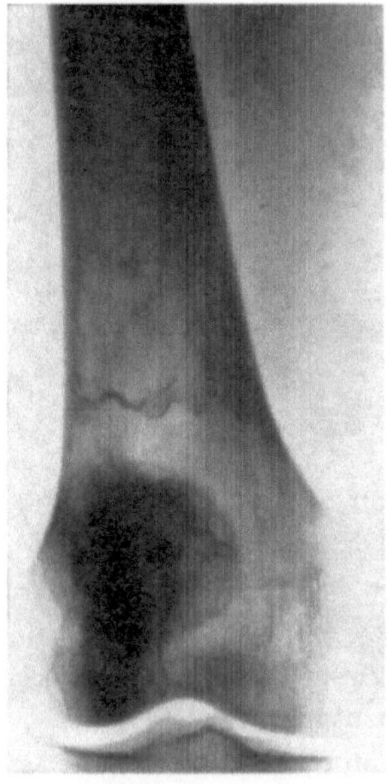
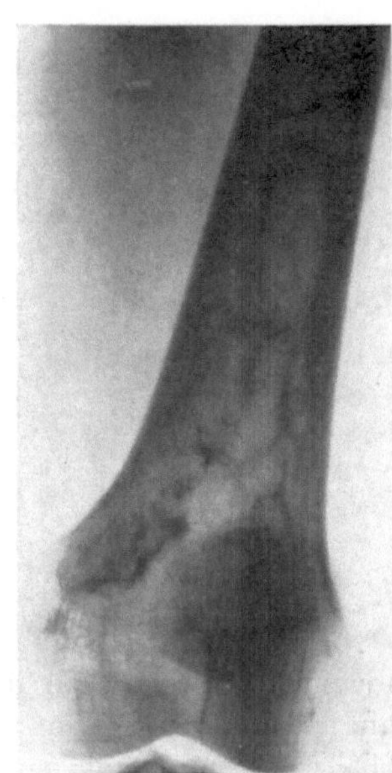
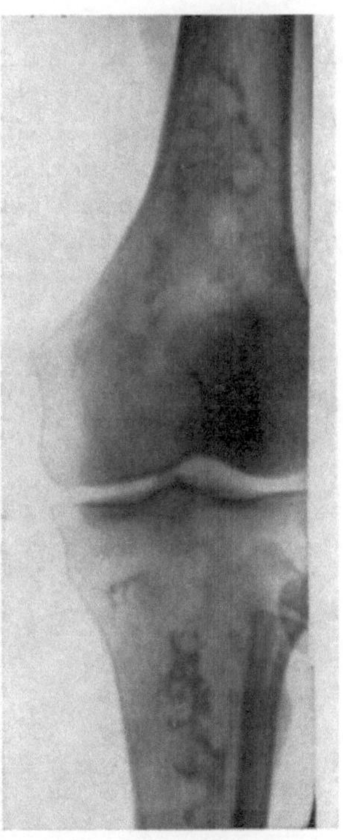

Abb. 44, 45 und 46. Schwere doppelseitige Knocheninfarkte der distalen Oberschenkelknochen, rechts stärker als links ausgeprägt und bis zur Gelenkfläche hinabreichend. Skleroseherde auch im Bereich der rechten Tibia von girlandenförmigem Charakter

beide Oberschenkel allein ohne weitere Herde anderenorts beschränkt. Diese typischen, meist unverkennbaren, zum Teil korkenzieherartigen Knochenherde mehr oder weniger ausgedehnten Grades, ließen stets ohne Zweifel einen Taucherschaden erkennen.

Am seltensten war das Befallensein der proximalen Unterschenkelknochen (Abb. 46 bis 48). Einseitige Lokalisationen lagen nicht vor. 2 doppelseitige Fälle, beide ausgedehnt und ohne Schwierigkeiten diagnostizierbar, konnten festgestellt werden. Wenngleich die Erkrankungen der langen Röhrenknochen zumeist völlig stumm sind, gehören sie nach ihrem röntgenologischen Erscheinungsbild mit ausgedehntem Knochentod dem Typ 3 an.

Zystische Veränderungen seltenerer Lokalisation: Die gezeigten Röntgenbilder erlauben in der Regel dem Erfahrenen unschwer die Diagnose „Taucherkrankheit", wenn man von einigen seltenen Fällen des Typ 1 absieht. Viel schwerer erkennbar sind zystische Veränderungen im Bereich des Beckens oder isolierte Zysten im Bereich der Schenkelhälse sowie anderenorts. Es konnte bei genauer Überprüfung der Röntgenbilder sämtlicher 131 Taucher nur in einem Fall ein einzelner Herd im Pfannendach festgestellt werden, dessen Genese als fraglich hingestellt werden muß (Abb. 49 links). Das gleiche gilt für einen weiteren Fall einer Zystenbildung im Beckenknochen oberhalb der Hüftpfanne bei weiteren typischen Veränderungen des linken Oberschenkelkopfes vom Typ 3,

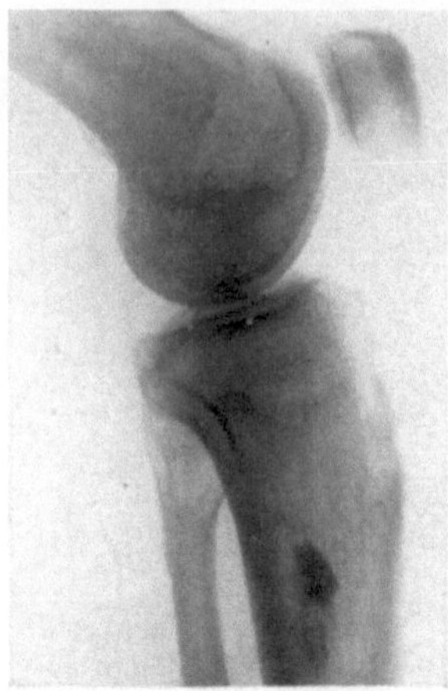 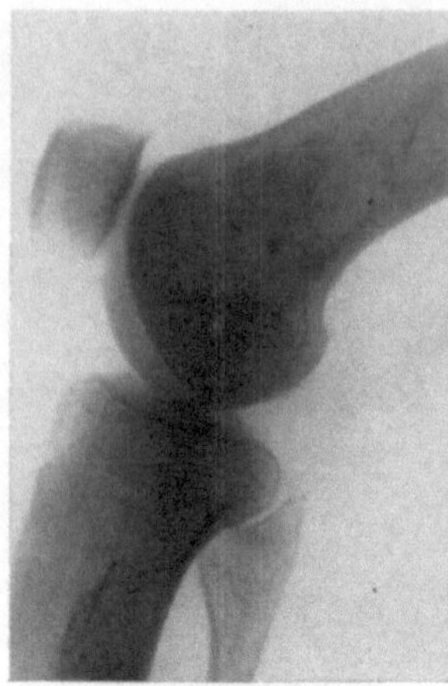

Abb. 47 und 48. Knochenherde im Bereich beider distalen Oberschenkelknochen in Kniegelenknähe sowie doppelseitige Herde im Bereich der proximalen Anteile der Schienbeine enostomartigen Charakters

obwohl in diesem Falle die Zyste wohl mit größerer Wahrscheinlichkeit als Folge einer Druckluftschädigung anzusprechen ist (Abb. 50 links). Insgesamt konnte in 8 Fällen unseres Krankengutes eine Zystenbildung festgestellt werden, 3mal waren die Zysten multipel und 5mal solitär. Bei 5 dieser Fälle konnten typische Taucherveränderungen anderenorts festgestellt werden, bei zweien waren die Zysten die einzige sichtbare und damit sehr fragliche Manifestation einer chronischen Taucherkrankheit.

Als besondere Rarität soll die Entwicklung multipler Zysten vorwiegend an den kleinen Handwurzelknochen erwähnt werden. Es handelt sich um einen Taucher, der diese Veränderungen neben zahlreichen typischen, z. T. sehr ausgedehnten Herden aufweist. In einem weiteren Fall konnte eine Zystenbildung des Os multangulum minus festgestellt werden. Auch dieser Taucher wies weitere typische Herde anderenorts auf.

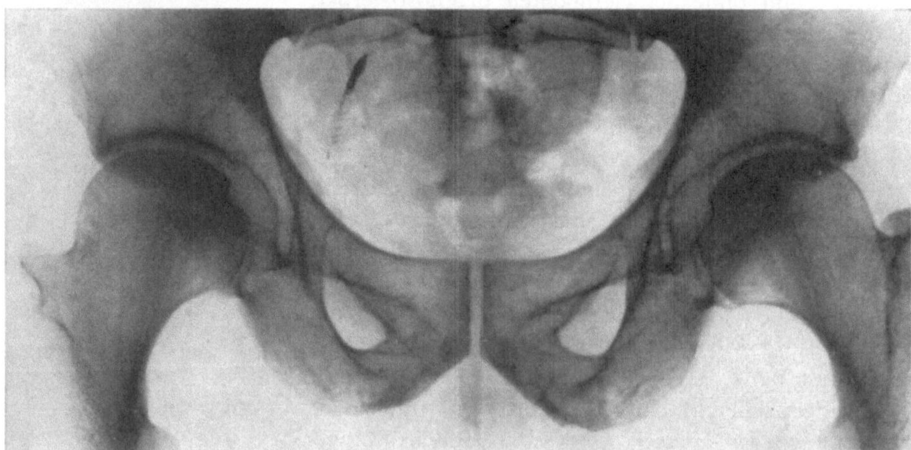

Abb. 49. Solitäre Knochenzyste im Bereich des linken Pfannendaches. Weiterhin finden sich in beiden Schenkelhälsen weit lateral je eine kleine rundliche Aufhellung mit zartem Sklerosesaum, ebenso im Zentrum der re. Beckenschaufel

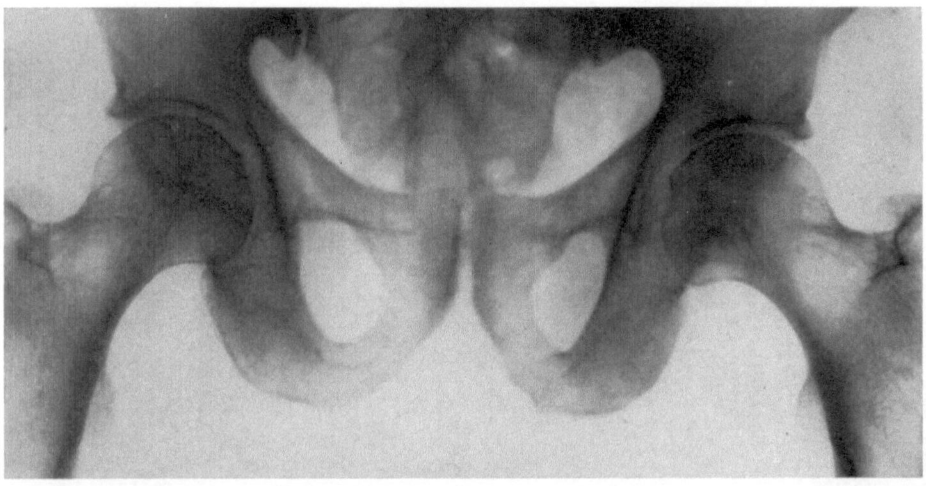

Abb. 50. Zystenbildung im Bereich der li. Hüftpfanne mit deutlichem Sklerosesaum bei gleichzeitig vorliegenden Veränderungen des Oberschenkelkopfes der gleichen Seite vom Typ 3

In beiden obigen Fällen eines Befallensein der Hand konnten — wie zum Fall 1 bereits angeführt — weitere, z. T. schwere Taucherveränderungen anderenorts, die sicher als solche zu diagnostizieren waren, festgestellt werden. Die Genese der Handwurzelzysten bleibt jedoch fraglich (Abb. 51, 52, 53).

Zusammenfassend kann zum röntgenologischen Erscheinungsbild der Taucherkrankheit festgestellt werden: Ganz überwiegend treten die Veränderungen im Bereich der Oberarmköpfe auf. Nur in einer geringen Anzahl der Fälle sind die Veränderungen monostotisch (15), in der Mehrzahl handelt es sich um polyostotischen Befall (57). Bei den Fällen mit polyostotischen Veränderungen ist von 2 Ausnahmen abgesehen, wobei es sich um ausgedehnte Knocheninfarkte der distalen Oberschenkel handelt, in jedem Fall eine Beteiligung der Oberarmköpfe nachweisbar. Damit stehen die Veränderungen im Bereich der Oberarmköpfe bei weitem im Vordergrund. Diese Feststellung muß getroffen werden, obwohl klinisch im wesentlichen die sehr viel schwereren Veränderungen der Hüftgelenke mit starken Beschwerden in Erscheinung treten. Damit verdienen ganz besonders die Oberarmköpfe die Aufmerksamkeit der Untersucher. In der Regel sind die Veränderungen hier so typisch, daß auch ohne weitere Lokalisationen die Diagnose gestellt werden kann. Die Veränderungen der Oberarmköpfe waren bei 117 befallenen Köpfen 25mal vom Typ 1 und ohne sonstigen Skelettbefall, davon wiederum nur 6 monostotisch, die übrigen doppelseitig. 5 Fälle waren vom Typ 1 mit weiteren Manifestationen am Skelettsystem.

Der Typ 1 ist im wesentlichen durch eine Knochenrarifizierung mit Entmineralisation weiter Gebiete gekennzeichnet. Der Typ 2 ist gekennzeichnet durch PAGET-artige Verdichtungen, vor allen Dingen subkortikal sowie durch das Auftreten einzelner Zysten, meistens scharf begrenzt und mit sklerotischem Rand. Der Typ 3 dagegen weist größere Destruktionsherde auf sowie Knocheninfarkte größeren Ausmaßes. In diese Gruppe gehören ebenfalls die Infarkte der langen Röhrenknochen. Zum Typ 4 schließlich werden

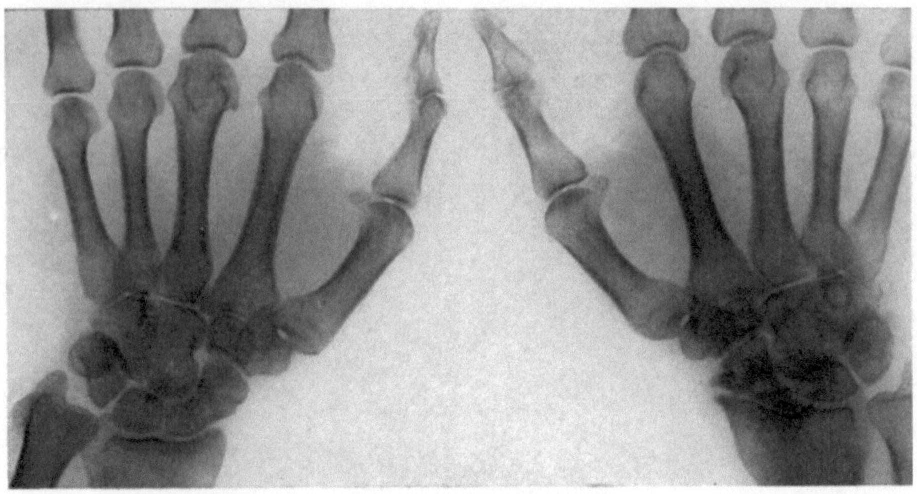

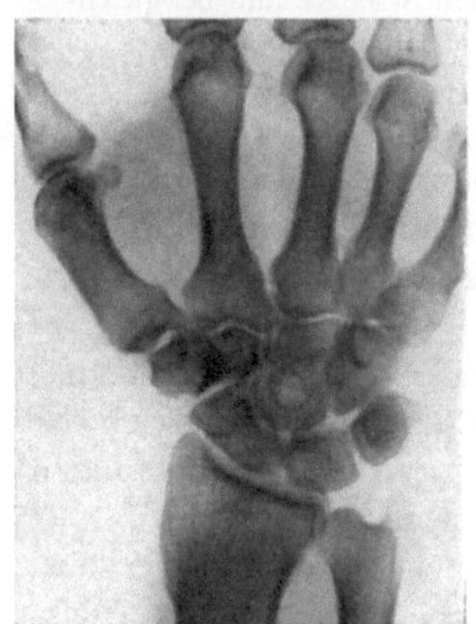

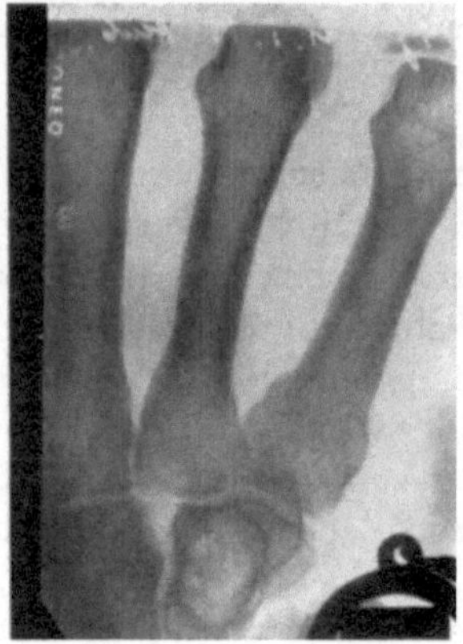

Abb. 51, 52 und 53. Multiple Zysten in den Handwurzelknochen rechts, besonders instruktiv im re. Hamatum. Zysten auch linksseitig im Capitatum und den III. und IV. Mittelhandknochen. Schwere Arthrosis deformans im Radiokarpalgelenk rechts

diejenigen Typen gezählt, die mit Gelenkveränderungen einhergehen, die, wie unsere Fälle zeigen, stets sekundärer Natur sind. In Ausnahmefällen können außer diesen klassischen Lokalisationen an den Oberarmköpfen, an den Oberschenkelköpfen sowie an den distalen Anteilen der Oberschenkelknochen und proximalen Anteilen der Unterschenkelknochen, die Handwurzelknochen bzw. die Beckenknochen und Schenkelhälse befallen sein und zwar in Form umschriebener Zystenbildungen. KAHLSTROM, BURTON und PHEMISTER beschrieben zystische Herde im unteren Tibiadrittel (2 Fälle) sowie bei einem weiteren Fall im Wadenbeinköpfchen. Ein anderer Fall mit einem zystischen Herd im Calcaneus wurde beschrieben. Wir sehen die Genese der einzelnen Zysten, sofern sie nicht in der Nähe typischer Skleroseherde auftreten, als fraglich an.

4. Differentialdiagnose
der klinischen und röntgenologischen Erscheinungsbilder

Wie bereits ausgeführt, sind die feststellbaren Skelettveränderungen bei Tauchern zumeist typisch und unschwer als solche zu diagnostizieren. Schwierig wird die Diagnostik beim Typ 1; es handelt sich hierbei jedoch um den bei weitem kleineren Teil, vor allem lokalisiert im Bereich der Oberarmköpfe. Schwierigkeiten treten weiter auf bei der Identifizierung einzelner Zysten im Bereich der Schenkelhälse, des Beckens oder der Handwurzelknochen als Taucherveränderungen. Meist jedoch kann in Zweifelsfällen das Befallensein weiterer Skeletteile mit typischen Bildern die Diagnose klären. Bezüglich der Fälle, bei denen lediglich ein mono- oder polyostotischer Befall vom Typ 1 vorliegt, können differentialdiagnostisch Schwierigkeiten gegenüber der Zosterosteopathie oder gegenüber besonderen Formen der Osteitis JÜNGLING oder besonderen Reticulopathien — BESNIER-BOECK oder HODKIN — auftreten. Die Besonderheit der Lokalisation dieser mit Rarifizierung einhergehender Skelettveränderungen, bzw. die besondere Lokalisation einzelner Zysten in Verbindung mit der Vorgeschichte lassen den Verdacht auf das Vorliegen einer Taucherveränderung in diesen Fällen aufkommen. Klinisch sind die Erscheinungen meist stumm, d. h. sie verursachen keinerlei subjektive Beschwerden und sind auch mit keinen objektiven klinischen Befunden verbunden, wie z. B. Bewegungsstörungen benachbarter Gelenke. Liegen klinische Erscheinungen vor mit rheumatismusähnlichen Beschwerden, leichtem Hinken, zeitweiliger Schmerzhaftigkeit oder andauernden Schmerzen, dann ist der Verdacht naheliegend, daß es sich hierbei bereits um ein fortgeschrittenes Stadium vom Typ 2, 3 oder 4 handelt. Der Nachweis einer Einschränkung der Beweglichkeit läßt auf Veränderungen vom Typ 4 schließen. Es muß jedoch die bereits 1948 von einem von uns getroffene Feststellung herausgestellt werden, daß schwerste röntgenologische Knochenveränderungen bestehen können bei nur geringen klinischen Symptomen.

Nach COLEY, BRADLEY und MOORE können folgende Erkrankungen nach ihrem Röntgenbild mit einem Druckluftschaden verwechselt werden:

1. Die chronische sklerosierende Ostitis, gewöhnlich monostotisch mit nachgewiesener kortikaler Verdickung und Einengung der Markhöhle.

2. Gering sklerosierende osteoide Sarkome mit Schmerzen, im entferntesten nicht so stark wie bei der Drucklufterkrankung. Allerdings geht hierbei das Gebiet des Befalles unsichtbar über in normales Gewebe. Es liegt also keine scharf limitierte Kalkgrenze vor.

3. Klassische Enchondrome, die häufig auch multipel und symmetrisch auftreten und keinen Gelenkbefall zeigen.

4. Luetische Skelettveränderungen, durch serologische Teste auszuschließen.

5. Tuberkulöse Herde in den Diaphysen, die wie Tauchererkrankungen erscheinen können.

Zusammenfassend können wir feststellen, daß nur einzelne Fälle differentialdiagnostische Schwierigkeiten bereiten, vorwiegend diejenigen, bei denen ein monostotischer Befall vom Typ 1 vorliegt sowie die zum Typ 1 gehörigen nur im Bereich beider Oberarmköpfe lokalisierten Erkrankungen.

5. Ätiologie und Pathogenese der Skelettveränderungen

BERT definierte die Caissonkrankheit als Folge einer zu schnellen Dekompression mit nachfolgender Stickstoffblasenbildung im Blut. Er sprach damit den freigewordenen Stickstoffblasen, die als Embolie in die Gefäßbahn gelangen, ursächliche Bedeutung für die Entstehung der Schädigung zu. Auch GRÜTZMACHER war der Ansicht, daß in erster Linie eine Embolie als Ursache der Skelettveränderungen in Frage käme. FRANKE konnte einen Fall beschreiben, bei dem es infolge zu schnellen Ausschleusens oder zu langen Aufenthaltes in großer Tiefe zur Erkrankung beider Hüftgelenke kam. CHRIST konnte beim Bau des Kembter-Kraftwerkes die Beobachtung machen, daß die gewerbehygienischen Vorschriften nicht streng genug befolgt worden waren. Das Auftreten von Skelettveränderungen sei nicht die Folge einer einmaligen Schädigung, sondern die Folge wiederholter zahlreicher Gasembolien nach unzureichender Dekompression. Auch BRADLEY und MOORE sind der Ansicht, daß nicht einzelne sondern wiederholte Insulte für die Skelettveränderungen angeschuldigt werden sollten.

Betrachten wir die bisher vorliegenden Veröffentlichungen, so werden im wesentlichen 2 Hauptrichtungen über die Art der Entstehung der Skelettveränderungen vertreten, und zwar eine Richtung, die sich für eine Schädigung infolge von gasförmigen Embolien mit Blockade der Endgefäße (endovasale Genese) ausspricht und eine andere Richtung, die die autochthone Stickstoffentbindung besonders aus Lipoiden mit Kompression der Gefäße von außen (extravasale Genese) als wesentlichen Faktor ansieht. Nach KAHLSTRÖM, BURTON und PHEMISTER ist der Beweis, ob es sich um eine embolische Schädigung handelt oder um autochthone Stickstoffentbindungen mit Kompression der Gefäße von außen, nicht erbracht. Sicher sind die Veränderungen im Bereich des Skelettsystems das Ergebnis einer lokal gestörten Zirkulation. Wenn der autochthonen Stickstoffentbindung aus den Lipoiden, die das größte Speichervermögen für Stickstoff besitzen, die überragende Bedeutung für die Entstehung der Skelettveränderungen zukommt, warum kommt es dann nicht im Bereiche des Abdomens und im zentralen Nervensystem, wo die akuten Erscheinungen häufig sind, zu bleibenden Schäden? Hier könnten die reichlichen Fette und Lipoide, die 5mal soviel Stickstoff aufnehmen wie andere Gewebe, eher zu einer bleibenden Schädigung Veranlassung geben. Die Beschwerden im Bereich des Abdomens verschwinden jedoch immer nach Dekompression.

Während man einerseits sagen kann, daß der akute Anfall der Caissonkrankheit immer auf eine schlechte Dekompression zurückzuführen ist, ist dieses bei den verzögerten, subakuten Anfällen, die auch lange nach dem Ausschleusen auftreten können, nicht der Fall. Nach BURTON, KAHLSTRÖM und PHEMISTER ist der unterschiedliche Befall der Caissonarbeiter mit akuten Beschwerden und chronischen Skelettveränderungen darauf zurückzuführen, daß die Dekompressionszeit, die für den einen Menschen adäquat ist, für den anderen vielleicht nicht ausreicht. Dieses sei wohl im wesentlichen darauf zurückzuführen, daß das Blutvolumen bei letzteren verringert sei, bedingt durch zu kleinkalibrige Gefäße, schlechte Anastomosen oder durch beides. Es läge eben eine individuell verschiedene Fähigkeit der Menschen vor, Gas unter verstärktem Druck zu absorbieren und vor allem zu lösen. Diese Lösung wäre bei einer Dekompression sehr weitgehend abhängig von dem Kaliber der Blutgefäße, der Ausdehnung des Gefäßbaumes oder der Anastomosen innerhalb eines gegebenen Areales und damit von der Größe des Blutflusses. Je größer der Querschnitt, desto schneller die Abflutung des Stickstoffes. Nach erfolgter Dekompression verzögert und verspätet auftretende lokale Schmerzen seien durch zurückgehaltenen Stickstoff hervorgerufen und zwar in einer Menge, die nicht dazu ausreicht, einen akuten Anfall zu erzeugen. Es wird weiter auf die Tatsache hingewiesen, daß Personen, die nie unter Druckluft gearbeitet hätten und solche, die niemals Unfälle hatten, Skelettveränderungen im Sinne aseptischer Knochennekrosen haben können. Die Verfasser berichten über 54 aseptische Knochennekrosen, von denen 41 zu einer Gruppe von Patienten gehörten, die niemals unter Druckluft gearbeitet hätten und die niemals schnellen Veränderungen des atmosphärischen Druckes ausgesetzt gewesen wären. GERBIS und KÖNIG vertreten die Auffassung, daß es im wesentlichen eine autochthone Stickstoffbildung sei, die die Schäden verursachen würde. Hierfür würde die Tatsache sprechen, daß Krankheitsrückfälle mit immer erneut an gleicher Stelle auftretenden Beschwerden zu beobachten waren. Die Verfasser sind der Ansicht, daß die Bildung einer Gasembolie bei einer solchen Betrachtung hinsichtlich der Lokalisation als zufällig erscheinen müsse, so daß mehrfache Embolien an der gleichen Stelle, die an verschiedenen Tagen auftreten, unlösbare Rätsel aufgeben würden. Die Vorstellung von einer autochthonen Stickstoffbildung würde das Phänomen des Verschwindens des Schmerzes beim Wiedereinschleusen und erneutem Auftreten am gleichen Ort nach dem Ausschleusen, unter Einhaltung der normalen Dekompressionszeiten erklären. Hier würde es sich mit größter Wahrscheinlichkeit um extravasale Stickstoffbläschen handeln, die nicht wieder anders in die Blutbahn gelangen könnten als über die Absorption durch das Lymphsystem. Eine autochthone Stickstoffentbindung würde, wenn erst einmal größere Bläschen entstanden seien, eher eine dauernde Störung hervorrufen als Gasembolien, die nicht zu sekundären Blutungen geführt hätten. Die autochthon entstandene Stickstoffblase würde geradezu eine Sammelstelle für Stickstoff darstellen, die bei späterer Ausschleusung frei würde. Dadurch wäre das Phänomen des Wiederauftretens von Schmerzen an gleicher Stelle erklärt. In einer gewissen Größenordnung würde für diese autochthon entstandenen Stickstoffblasen keine Möglichkeit der Absorption bestehen, daher würden immer erneut nach Ausschleusung die typischen Schmerzen an gleicher Stelle auftreten.

GERBIS und KÖNIG sind der Ansicht, daß die von CHRIST und FRANK beschriebenen Aufhellungen in den Hüftköpfen Folgen autochthoner Stickstoffentbindungen seien. Die Schmerzen würden erst dann nachlassen, wenn durch Druckusur des Nachbargewebes die Spannung geringer würde oder verschwände. Auffällig ist zumindest die Tatsache, daß im Bereich derjenigen Körpergewebe, die den höchsten Gehalt an Lipoiden aufweisen, wie z. B. das Mark der langen Röhrenknochen, auch am häufigsten sekundäre Skelettveränderungen nachzuweisen sind. Der unter erhöhtem atmosphärischen Druck während des Tauchens absorbierte Stickstoff muß während der Dekompression durch die Lungen ausgeschieden werden. Das Blut wird während des Tauchens durch Stickstoff übersättigt. Folgt keine ausreichende Ausscheidung des Stickstoffes während der Dekompression, dann wird dieser Stickstoff im Blut in gasartiger Form auftreten, die Blasen wirken wie Embolie, die kleine Gefäße blockieren können und damit Infarkte erzeugen. Daß beide Formen einer Gewebsschädigung, einmal durch autochthone Stickstoffentbindung, andererseits durch Gasembolien möglich sind, wird vielleicht durch die Tatsache erhärtet, daß nach akuten Tauchzwischenfällen sehr schnell Skelettveränderungen auftreten. Hier würde die Entstehung eher auf eine Gasembolie zurückzuführen sein. Da jedoch bekannt ist (HERGET), daß Taucher mit früheren Zwischenfällen durchaus nicht immer Skelettveränderungen aufweisen, es andererseits eine Reihe von Fällen gibt, bei denen ein für eine Taucherkrankheit typischer Röntgenbefund am Skelettsystem vorliegt, ohne daß jemals Beschwerden auftraten und es eine Reihe von Fällen gibt, bei denen sehr spät (Jahrzehnte) nach Zwischenfällen Skelettveränderungen nachgewiesen werden, würde am ehesten die Kompression der Gefäße von außen durch autochthonen Stickstoff das Zustandekommen von Skelettveränderungen erklären. Einer von uns konnte 1948 bei einer Gruppe von 13 Tauchern mit Skelettveränderungen eine Entstehungszeit zwischen 2 und 12 Jahren nachweisen. Von diesen 13 Fällen hatten 8 einen oder mehrere Anfälle von Gelenkschmerzen gehabt. Nach dem Schrifttum treten die Skelettveränderungen nach einem Intervall von 7 Monaten bis 5 Jahren nach der Schädigung auf. PLATE meinte seinerzeit, feststellen zu können, daß die durch ungenügende Dekompression entstandenen akuten Gliederschmerzen identisch seien mit dem Ort der später gefundenen Skelettveränderungen. Andere Gelenke als diejenigen, bei denen akut Schmerzen eingetreten waren, seien nie erkrankt. CHRIST äußert schließlich noch die Ansicht, daß die Skelettherde embolisch entstanden seien, wahrscheinlich durch immer wieder auftretende Rezidive. Es könne aber auch im Einzelfall eine einzige schwere Gasembolie zur Ausbildung der Erkrankung führen. Auffällig sei, daß nur solche Arbeiter erkranken würden, die schon jahrelang im Caisson gearbeitet hätten. Gelegentlicher kurzdauernder Aufenthalt oder einmaliges unvorsichtiges Ausschleusen schienen nicht zu derartigen Veränderungen der Knochen führen zu können. Er folgerte jedoch hieraus, daß die autochthone Gasbildung im Knochen selbst im gewissen Sinne schädigend wirken könne, die Hauptschädigung müsse jedoch als gasembolische Störung aufgefaßt werden. Nach seinen Untersuchungen sei es nicht erwiesen, ob Fettleibigkeit oder eine angeborene Disposition für das Auftreten von Beschwerden und späteren Skelettveränderungen anzuschuldigen sei. Diese Gliederschmerzen, die meist in den unteren Extremitäten, manchmal in den Gelenken, aber häufiger in den Muskeln lokalisiert seien, dauerten ganz verschieden lange, manchmal Stunden, ja sogar Tage. In den Armen seien sie hauptsächlich im Bereich der Ellenbogen lokalisiert, außerdem seien sie begleitet von Kopfschmerzen und Schwindelgefühl. Für die embolische Theorie würde die Tatsache sprechen, daß immer nur die Endgefäße befallen seien.

KAHLSTRÖM, BURTON und PHEMISTER beschäftigten sich mit der Frage, warum bei gleicher Tauchzeit, Tauchtiefe und Einhaltung normaler Ausschleusungszeiten bei verschiedenen Menschen in einigen Fällen Zwischenfälle oder Beschwerden später auftreten würden, bei anderen dagegen nicht und führen dieses Phänomen auf eine unterschiedlich entwickelte Strombahn zurück. CAMPBELL und Mitarbeiter sind der Ansicht, daß Lungenveränderungen möglicherweise häufiger als bisher angenommen für die Gliederschmerzen, die akut auftreten, verantwortlich seien. Sie beobachteten 2 ernste Fälle, bei denen Lungenzysten festgestellt wurden.

Wir haben es damit im wesentlichen mit 2 Theorien für die Entstehung der Skelettveränderungen zu tun. Einmal die gasembolische Theorie mit Verlegung der Endgefäße der langen Röhrenknochen durch Stickstoffblasen und nachfolgenden Knochennekrosen, zum anderen die Theorie einer autochthonen Stickstoffentbindung mit Kompression der Gefäße von außen und anschließendem Knochentod. Wie einer von uns bereits feststellen konnte, ist in einer Reihe von Fällen auf Grund des Verlaufes der Skelettveränderungen und des Zeitraumes bis zu ihrer Entstehung anzunehmen, daß autochthone Gasbildungen für eine Reihe von Fällen als Ursache der Skelettschädigungen verantwortlich gemacht werden müssen, zumal diese auch ohne „bends" einhergehen. Folgen wir POPPEL und ROBINSON sowie HERGET, dann müssen wir feststellen, daß es Fälle mit klinischen Beschwerden gibt ohne Knochenveränderungen und ebenfalls Skelettherde, ohne daß jemals klinische Beschwerden auftraten. Sicher spielen Tauchzeit und Tauchtiefe auch eine Rolle. Wie LUCKE in seinem Aufsatz über die Dekompressionskrankheiten im Handbuch der Inneren Medizin feststellen konnte, ist das Auftreten von Störungen um so eher zu befürchten, je größer der Überdruck im Senkkasten ist. Bis 1,3 Atmosphären (= 10 m Tiefe) sei der Aufenthalt gefahrlos, da der bei Dekompression frei werdende Stickstoff abdunsten könne und es praktisch nicht zu einer für eine Schädigung in Betracht kommenden Gasblasenentwicklung käme. Außerdem sei dem Zeitfaktor, d. h. der Zeit des Aufenthaltes in komprimierter Luft, eine wesentliche Rolle zuzusprechen. Die vollständige Sättigung der Körpergewebe mit Gas erfolgt erst mit der Zeit, dementsprechend wächst mit der Zeit des Aufenthaltes im Caisson die absolute Menge des aufgenommenen Gases und damit die Gefahr. Je vollständiger die Sättigung, desto größer die Gasmenge, welche beim Einsetzen der Dekompression den Körper wieder verlassen muß, desto größer auch die Gefahr, daß die Gasabgabe nicht ausreichend schnell durch Abdunsten erfolgen kann, sondern sich ebenfalls über Stunden erstreckt. LUCKE sah als kritische Phase einen Zeitraum bis zu 10 Stunden nach Verlassen des Senkkastens an. Er ist der Ansicht, daß bei denjenigen Fällen, die Skelettveränderungen aufwiesen, regelmäßig in der Vorgeschichte „bends" zu erheben seien, die auch in denselben Gliedmaßen auftraten, die später chronische Schäden aufwiesen.

Bei Tauchern besteht nach LUCKE eine erhöhte Bereitschaft zur Gasembolie mit entsprechend gefährlichen Folgen. Da der Druck für jede 10 m Wassertiefe um 1 Atmosphäre zunimmt, käme es auf Grund der größeren Tiefe gegenüber den Caissonarbeitern zu einer entsprechenden Vergrößerung des Überdruckes und zu einem Anwachsen der Gefahr. Desgleichen wäre das Druckgefälle bei Rückkehr zum normalen Atmosphärendruck erhöht.

Zur Frage, welcher Faktor nun letztlich für die Entstehung der Skelettveränderungen entscheidend in Frage kommt, wird immer wieder und ohne daß eine befriedigende Antwort erfolgt, nach einem Zusammenhang zwischen Tauchzwischenfällen, dem Auftreten von sogenannten „bends" und Skelettveränderungen geforscht. Bei diesen „bends" handelt es sich um das häufigste Symptom akuter Art nach Dekompression und zwar, wenn wir LUCKE folgen, in 90 % aller akuten Symptome. Es hat jedoch den Anschein, als ob es eine Gewöhnung gäbe, da bei langjährigen Caissonarbeitern Dekompressionsstörungen tatsächlich sehr viel seltener auftreten. Die Schmerzen werden nach LUCKE durch örtlich auftretende Blasenbildungen in der Muskulatur, im subkutanen Fettgewebe, in den Gelenkhöhlen sowie im Knochenmark verursacht. THORNE fand die „bends" bei Caissonarbeitern zu 50 % in den Beinen, unilateral oder bilateral, hauptsächlich im Knie- oder Knöchelbereich, seltener unilateral oder bilateral im Bereich der Arme. 60 % der „bends" würden während der 1. Stunde nach der Dekompression auftreten, 35 % während der 2. Stunde und 3 % während der 3. Stunde, in Ausnahmefällen würden Beschwerden nach 12 Stunden auftreten, insgesamt bei 2 %

aller Betroffenen. An einem großen Krankengut konnten Kooperstein und Schumann die Häufigkeit des Auftretens von „bends" bei Caissonarbeitern untersuchen. Unter 138 034 Dekompressionen traten in 44 Fällen „bends" auf, d. h. in einem Prozentsatz von 0,0318, bzw. bei 3,18 von 10 000 Dekompressionen. 27 % seien in den oberen Extremitäten lokalisiert, 56 % in den unteren. Obere und untere Extremitäten seien in 11 % gemeinsam befallen, das Abdomen in 2 %.

Unter Drucken von 0 bis 1,6 Atmosphären traten keine Erkrankungen auf.

Von 1,6 bis 2,25 Atmosphären Druck traten 5 Erkrankungen auf = 11,36 %.
Von 2,2 bis 3,0 Atmosphären Druck traten 35 Erkrankungen auf = 79,54 %.
Von 3,0 bis 3,5 Atmosphären Druck traten 4 Erkrankungen auf = 9,10 %.

Die Verfasser sahen in ihrem Krankengut das Auftreten der Symptome unmittelbar nach Beendigung der Arbeit bei 3 Patienten (6,81 %), nach 30 Minuten bei 8 (16,0 %), nach 60 Minuten bei 5 (11,35 %), nach 90 Minuten bei 4 (9 %), nach 120 Minuten bei 6 (13 %) und nach 180 Minuten bei 7 (15,9 %), nach 240 Minuten bei 5 (11 %), nach 4 bis 8 Stunden bei 4 (9 %), nach 8 bis 12 Stunden bei 0 (0 %), nach 12 bis 24 Stunden bei 1 (2 %), nach über 24 Stunden bei 1 (2 %).

Nach Durchsicht des Schrifttums kann bezüglich der Entstehung von Skelettveränderungen bei Tauchern folgende Feststellung getroffen werden.

1. Als wahrscheinliche Ursache muß die Verlegung eines Endgefäßes angesprochen werden mit nachfolgender umschriebener Nekrose des entsprechenden Versorgungsbezirkes.

2. Die Skelettveränderungen sind mit ganz wenigen Ausnahmen an bestimmte Gebiete des Skelettsystems gebunden, die Endgefäßen der langen Röhrenknochen entsprechen. Das Erscheinungsbild ist stereotyp das gleiche.

3. Die Frage, ob die Verlegung des Endgefäßes durch eine Stickstoffembolie hervorgerufen wird, also durch einen intravasalen Verschluß oder ob es sich um eine Kompression des Gefäßes von außen durch autochthonen Stickstoff handelt, kann nach den vorliegenden Mitteilungen nicht entschieden werden.

4. Die Bedeutung der Tauchzwischenfälle und der ohne äußere Ursache entstandenen „bends" oder Pressionen für das Auftreten von Skelettveränderungen, ist nicht geklärt. Es gibt Fälle, die Skelettveränderungen aufweisen, ohne daß jemals Zwischenfälle oder „bends" auftraten und umgekehrt solche, die schwere Zwischenfälle erlitten oder mit „bends" taucherkrank waren, ohne daß im Verlaufe der Nachbeobachtungszeit Skelettveränderungen festgestellt werden konnten.

5. Auf Grund einerseits zu kleiner Zahlen und andererseits meist zu kurzer Nachbeobachtungszeit ist aus dem Schrifttum keine Gesetzmäßigkeit für das Auftreten von Skelettveränderungen nach vorheriger Taucherkrankheit mit typischen „bends" am Orte der Schmerzen abzuleiten.

6. Es ist anzunehmen, daß der Tauchtiefe und der Tauchzeit ein wesentlicher Einfluß auf die Entstehung der chronischen Taucherkrankheit zukommt. Untersuchungen, die an Hand ausreichend großer Zahlen und gleichzeitiger Nachbeobachtungen in der Lage wären, diese Frage zu klären, gibt es nicht.

7. Es fehlen ebenfalls ausreichend begründete Mitteilungen über die Bedeutung der

Konstitution des Tauchers und evtl. Körperschäden für die Entstehung chronischer Skelettschäden.

Von 131 Tauchern des eigenen Krankengutes konnten 65 mehr als 10 Jahre durch uns beobachtet werden. Es soll der Versuch unternommen werden, mit Hilfe dieses Krankengutes eine Beantwortung der noch offenen Fragen herbeizuführen.

von 65 Tauchern hatten	40 Taucherunfälle
hiervon hatten	31 Skelettveränderungen
	9 keine
von 65 Tauchern hatten	20 keine Taucherunfälle oder „bends"
hiervon hatten	8 trotzdem Skelettveränderungen
	12 keine
von 5 Tauchern mit „bends" ohne Taucherunfälle hatten	3 Skelettveränderungen
	2 keine

Tab. 5. Taucherunfälle und „bends"

Obige Tabelle zeigt, daß von 65 Tauchern 40 Taucherunfälle erlitten. Von diesen hatten 31 Skelettveränderungen, 9 keine. Die Analyse dieser Gruppe ergibt folgende Einzelheiten: Bei 10 der 31 Taucher, die Zwischenfälle bei der Arbeit erlitten, traten die Skelettveränderungen erst während der Beobachtungszeit auf und zwar nachdem die Betreffenden Taucherunfälle erlitten hatten, während vor dem Unfall trotz langer Tauchzeit keine Skelettveränderungen festgestellt werden konnten.

Tauchzeit	1. Untersuchung	Nachuntersuchungen		Zeit zwischen Unfall und Auftreten von Skelettveränderungen
19 Jahre	1950	1958	1960	nach 2 Jahren
10 Jahre	1950	1952	1960	nach 8 Jahren
32 Jahre	1962	1956	1960	nach 4 Jahren
10 Jahre	1950	1951	1960	nach 9 Jahren
4 Jahre	1951	1953/56	1960	nach 7/4 Jahren
12 Jahre	1950	1956	1960	nach 4 Jahren
15 Jahre	1953	1953	1960	nach 7 Jahren
15 Jahre	1951	1953	1953/60	
4 Jahre	1951	1952/53	1953/60	nach 1 Jahr
31 Jahre	1947	1956	1960	nach 4 Jahren

Tab. 6. Skelettbefunde während der Beobachtungszeit nach Tauchzwischenfall entstanden

Diese Gruppe von 10 Tauchern zeigt, daß trotz langer Tauchzeit, wobei durchschnittliche Tauchtiefen von 20 m, maximale Tauchtiefen von ca. 50 m fast von allen Tauchern erreicht wurden, Skelettveränderungen zunächst nicht auftraten. Diese entwickelten sich vielmehr erst später, nachdem sich ein Tauchzwischenfall ereignet hatte. Die Tauchzeiten vor dem Unfall betrugen zwischen 4 und 32 Jahren, im Durchschnitt gut 15

Jahre, ohne daß es während dieses Zeitraumes zu Skelettveränderungen kam. Bemerkenswert ist in obiger Zusammenstellung die Tatsache, daß die Skelettveränderungen oft schon sehr früh, nämlich im 1. bis 2. Jahr nach dem Zwischenfall manifest wurden, bei kurzfristig nach dem Unfall untersuchten Fällen waren Knochenveränderungen bereits nach wenigen Monaten feststellbar. Wie schnell letztlich sich die Veränderungen bei den übrigen 8 entwickelten, ist nicht sicher zu entscheiden, da diese Taucher nicht kurzfristig nach ihren Unfällen zur Untersuchung erschienen sondern erst später routinemäßig. Eine weitere Gruppe von 2 Patienten unter diesen 31 Tauchern verdient besondere Erwähnung. Es handelt sich hierbei um Kranke, bei denen bereits Skelettveränderungen durch Röntgenuntersuchungen aufgedeckt wurden, bevor sie einen Unfall erlitten und zwar bei beiden nach unfall- und krankheitsfreier Tauchzeit von 14 Jahren. Beide wurden 8 Jahre später nach einem Tauchzwischenfall, der sich zwischen der ersten und letzten Untersuchung ereignet hatte, untersucht. Bei beiden konnte eine Zunahme des pathologischen Skelettbefundes festgestellt werden. Bei den restlichen 19 der gesamten Gruppe der 31 Taucher, die Zwischenfälle erlitten und bei denen erstmalig Skelettveränderungen nach diesen Ereignissen nachgewiesen wurden, weist die nachfolgende Tabelle einige Besonderheiten auf.

	Tauchzeit	max. Tiefe	Unfall	1. Untersuchung (+) = pos. Bef., (—) = neg. Bef.	Letzte Untersuchung
1.	11 Jahre	50	1942/51/52	1949(+)	1960 Zunahme
2.	11 Jahre	42	1943/44/45	1952(+)	1960 Zunahme
3.	16 Jahre	52	1953	1953(+)	1960 Zunahme
4.	18 Jahre	48	1935/52	1947(+)	1960 Zunahme
5.	13 Jahre	45	1952	—	1960 (+)
6.	19 Jahre	50	?	—	1960 (+)
7.	14 Jahre	25	1930	außerhalb	1960 (+)
8.	22 Jahre	38	1950/51	1958(+)	1960 gleicher Bef.
9.	23 Jahre	40	1939	—	1961 (+)
10.	39 Jahre	42	1936	1950(+)	1960 gleicher Bef.
11.	27 Jahre	30	1941	1946(+)	1959 Zunahme
12.	14 Jahre	30	1928	1951(+)	1960 Zunahme
13.	9 Jahre	32	1951	1953(+)	1960 Zunahme
14.	3 Jahre	42	1938	1951(+)	1960 Zunahme
15.	13 Jahre	60	1942/52	1951(+)	1960 Zunahme
16.	30 Jahre	50	?	1951(+)	1960 gleicher Bef.
17.	16 Jahre	54	1954	—	1960 (+)
18.	25 Jahre	56	1943/51	1947(+)	1960 Zunahme
19.	16 Jahre	60	1950/51	1953(—)	1960 (+)

Tab. 7 Zeitliches Auftreten der Skelettveränderung nach Tauchzwischenfall und ihre weitere Entwicklung

Nach obiger Zusammenstellung betrug die maximale Tauchtiefe zwischen 30 und 60 m. Die Tauchzeiten der einzelnen Taucher betrugen zwischen 3 und 39 Jahren, im

Durchschnitt fast 18 Jahre. Man kann weiter aus der Tabelle ersehen, daß die Skelett-veränderungen bei manchen Tauchern sehr früh nach dem Zwischenfall aufgetreten sind. Vor allem zeigt die Zusammenstellung jedoch, daß eine Zunahme der Skelett-befunde mit der Zeit zu verzeichnen war, obwohl weitere Tauchzwischenfälle in der Regel nicht stattgefunden hatten. Nur in 3 Fällen war der Befund der gleiche wie bei der ersten Untersuchung. 5 Taucher, nämlich Nr. 5, 6, 7, 9 und 17 obiger Tabelle, ließen keine Vergleiche mit früheren Untersuchungen zu, da bei der Erstuntersuchung eine Röntgenaufnahme nicht angefertigt worden war wegen eines normalen klinischen Befundes und Beschwerdefreiheit. Der 19. Fall zeigt jedoch, daß chronische Verände-rungen an den Knochen sehr spät nach einem Unfall auftreten können. Während 2 Jahre nach dem Unfall keine Skelettveränderungen feststellbar waren, konnten sie 10 Jahre später ohne neuerliches Unfallereignis nachgewiesen werden.

Interessant ist die Analyse der 9 Fälle ohne Skelettveränderungen mit sicheren Tauch-zwischenfällen in der Vorgeschichte. Während einer Zeitspanne von kürzestens 4 bis 5 und längstens 18 Jahren ist es nicht zur Entwicklung von Skelettveränderungen ge-kommen. Die Tauchtiefe war die übliche, nur in einem Fall wurde lediglich maximal 18 m erreicht. Von diesen 9 Tauchern hatten nur 3 eine kürzere Tauchzeit von 4 bis 5 Jahren aufzuweisen, die übrigen bis zu 25 Jahren, nämlich einer 10 Jahre, 2 16 bzw. 18 Jahre, 3 zwischen 20 und 25 Jahren. Sämtliche Taucher wurden in den Jahren 1947/51 zum erstenmal untersucht, im Jahre 1960/61 zum zweitenmal d. h. nach einem Intervall von 10 bis 14 Jahren.

	Tauchzeit vor dem Unfall (Jahre)	max. Tauchtiefe	Beobachtungszeit nach Unfall
1.	4 — 5	(18)	10
2.	16	(55)	8
3.	10	(50)	9
4.	21	(25)	8
5.	5	(30)	7
6.	24	(34)	6
7.	4	(32)	5
8.	25	(38)	17
9.	18	(52)	18

Tab. 8. Taucher ohne Skelettveränderungen trotz einwandfreier Taucherunfälle

Von 20 Tauchern, die keine Zwischenfälle erlitten und die niemals sogenannte „bends" oder Pressionen aufwiesen, hatten 8 trotzdem Skelettveränderungen. Wie die Zusammenstellung zeigt, hat es in einer Reihe der Fälle sehr lange gedauert, bis diese Skeletterscheinungen auftraten, in einem Fall waren nach 28 und 34 Jahren Tauchzeit noch keine Skelettveränderungen nachweisbar, sondern erst nach 41 Jahren. Drei waren nach 19, 11 und 30 Jahren Tauchzeit ohne krankhaften Befund am Skelettsystem, die Erkrankung wurde erst nach 28, 20 und 43 Jahren sichtbar. Wir müssen aus dieser Tabelle folgern, daß die übliche Nachbeobachtungszeit nicht ausreicht, um bei einem Taucher vorauszusagen, ob Skelettveränderungen auftreten werden.

	Tauchzeit	max. Tiefe	Keine Skelett-veränderungen nach Jahren	Skelettver-änderungen nach Jahren
1.	41	52	28 und 34	41
2.	16	56	14	22
3.	8	20	—	8
4.	9	15	—	9
5.	20	50	19	28
6.	20	45	11	20
7.	14	50	—	6
8.	43	60	30	43

Tab. 9. Zeitliches Auftreten der Skelettbefunde bei Tauchern ohne Zwischenfälle oder „bends"

	Tauchzeit vor der 1. Untersuchung	Tiefe	1. Untersuchung	letzte Untersuchung	Nachuntersuchungszeit
1.	1	20	1951	1960	nach 9 Jahren
2.	7	20	1953	1960	nach 7 Jahren
3.	10	48	1951	1960	nach 9 Jahren
4.	30	30	1951	1960	nach 9 Jahren
5.	37	47	1952	1960	nach 8 Jahren
6.	17	32	1951	1960	nach 9 Jahren
7.	3	24	1951	1960	nach 9 Jahren
8.	20	50	1951	1960	nach 9 Jahren
9.	2	22	—	1960	nach 9 Jahren nach Beend. des Tauchens
10.	14	40	—	1960	nach 1 Jahr nach Beend. des Tauchens
11.	3	30	1951	1960	nach 9 Jahren
12.	4	30	—	1960	nach 7 Jahren nach Beend. des Tauchens

Tab. 10. Taucher ohne Skelettbefunde, die niemals Unfälle oder „bends" hatten

Von 20 Tauchern, die niemals Unfälle oder „bends" oder Pressionen hatten, wiesen 12 keine Skelettveränderungen auf. Die durchschnittliche Tauchzeit betrug 11 Jahre. Die maximale Tauchtiefe war die übliche. Zwischen der ersten und letzten Untersuchung lag im Durchschnitt ein Intervall von 8 bis 9 Jahren. Nach der vorangegangenen Tabelle müssen wir jedoch sagen, daß auch eine so lange Nachbeobachtungszeit nicht die Gewähr gibt, daß später nicht doch Skelettveränderungen auftreten werden. Damit ist eine derartige Aussage von vornherein überhaupt problematisch.

Die nächste Tabelle berichtet über 5 Taucher, die niemals Unfälle erlitten, jedoch spontan „bends" oder Pressionen in ihrer Vorgeschichte angaben, die unter Innehaltung der normalen Auftauchzeiten aufgetreten waren. 3 dieser Taucher hatten Skelettveränderungen bei üblicher Tauchzeit (13, 16 und 15 Jahre) trotz geringer Tauchtiefe.

	Tauchzeit vor der 1. Untersuchung	Tiefe	1. Untersuchung + (pathol. Befund)	letzte Untersuchung ++ (Zunahme)
1.	23	20	—	1960 +
2.	16	20	1950 + nach 16 Jahren Tauchzeit	1960 ++ nach 26 Jahren (Zunahme)
3.	15	25	1951 + nach 15 Jahren	1960 + (unverändert)

2 dieser 5 Taucher hatten nach 16- und 10jähriger Tauchzeit und üblicher maximaler Tauchtiefe keine Skelettveränderungen aufzuweisen.

	Tauchzeit vor der 1. Untersuchung	Tiefe	Tauchzeit 1. Untersuchung	nach 24 Jahren letzte Untersuchung
1.	16	63	1950	1960 (nach 26 Jahren)
2.	10	38	1951	1960 (nach 20 Jahren)

Tab. 11. Taucher mit spontanen „bends"

Aus unseren Nachuntersuchungen der 65 Patienten, die etwa 10 Jahre beobachtet wurden, können wir in Beantwortung obiger Fragen feststellen:

Dem Unfallereignis — Tauchzwischenfall — kommt ganz sicher eine wesentliche Bedeutung für die Entstehung chronischer Skelettveränderungen zu. Das beweist eine Gruppe von 10 Tauchern, bei denen während einer unfallfreien Tauchzeit im Durchschnitt von 15 Jahren unter üblichen Bedingungen keine Skelettveränderungen auftraten. Erst nachdem ein Unfallereignis eingetreten war, änderte sich dieses bei allen 10.

Auf der anderen Seite haben wir eine Gruppe von 9 Tauchern, die trotz durchgemachter Unfälle bei üblichen Bedingungen und nach einer ausreichend langen Tauchzeit keinerlei Skelettveränderungen aufwiesen.

Den Beweis dafür, daß es eine *Gesetzmäßigkeit* für das Auftreten von *Skelettveränderungen nicht gibt,* liefert uns eine Gruppe von 8 Tauchern, bei denen diese festgestellt wurden, ohne vorherige Zwischenfälle oder „bends" bei üblichen Bedingungen und Zeiten. Die Möglichkeit, Skelettveränderungen zu bekommen ist jedoch größer nach einem Zwischenfall als ohne (31:16). Das zeitliche Auftreten der Befunde läßt ebenfalls eine Gesetzmäßigkeit nicht erkennen. Es können — mit oder ohne Unfall oder „bends" — zu jedem Zeitpunkt Skelettveränderungen aufgedeckt werden, bei den unfallfreien Tauchern jedoch meist erst nach sehr vielen Jahren.

Den seltenen spontanen „bends" folgen in gut der Hälfte der Fälle Skelettbefunde.

Weiter ist anzunehmen, daß bereits vorhandene Skelettveränderungen durch *erneute Zwischenfälle* eine *lokale* Verschlimmerung erfahren können. Ein Fortschreiten ist jedoch nicht davon abhängig, sondern auch ohne äußeren Anlaß möglich, ja die Regel.

Das *zeitliche Auftreten von Skelettveränderungen* nach Unfallereignissen ist sehr unterschiedlich. In vielen Fällen treten diese sehr schnell, d.h. bereits nach einigen Monaten auf, manchmal jedoch erst nach Jahren. Eine Gesetzmäßigkeit geht aus unseren Beobachtungen nicht hervor.

Die Untersuchungen ergaben weiter, daß dem *Körpertyp,* wie vielfach angenommen, keine Bedeutung für die Entwicklung von Skelettveränderungen zukommt, auch ließen unsere Taucher keine ernsthaften pulmonalen Erkrankungen erkennen, die möglicherweise für die Entstehung der Skelettveränderungen in Frage kämen. Wir führten bei allen Nachuntersuchungen eine Lungendurchleuchtung durch, um derartige Erkrankungen aufzudecken und um eine Lungenfibrose auszuschließen, die nach neuerer Ansicht russischer Autoren vermehrt bei Tauchern vorhanden sein soll.

Erschütternd ist die Feststellung, daß es jederzeit zur Entwicklung typischer Skelettveränderungen kommen kann, auch wenn der Taucher schon lange mit seiner Tätigkeit aufgehört hat und nie Zwischenfälle oder „bends" erlebte.

Da alle unsere Taucher mit ganz wenigen Ausnahmen unter den gleichen örtlichen und zeitlichen Bedingungen arbeiteten (Ostsee), d. h. bei gleicher Tiefe, gleicher Zeit, läßt unser Nachuntersuchungsgut keine Schlüsse über die Bedeutung der Druckhöhe und Zeitdauer auf die Entwicklung von Skelettveränderungen zu.

6. Das pathologisch-anatomische Bild der aseptischen Knochennekrosen bei Drucklufterkrankungen

Bei der Besprechung der *Pathogenese aseptischer Knochennekrosen* — als solche sind die Skelettveränderungen nach Arbeiten unter Druck anzusehen — wurde bereits die Bedeutung der Endgefäße erwähnt. Wir haben weiter gesehen, daß die Druckluftkrankheit in der Regel ganz stereotyp immer wieder die gleichen Lokalisationen bevorzugt, nämlich einmal die proximalen Enden der Oberarme, zum anderen die proximalen und distalen Enden der Oberschenkelknochen, schließlich die proximalen Anteile der Schienbeinknochen. Nur ausnahmsweise treten Herde an anderen Stellen auf. Niemals haben sie dann einen besonderen Krankheitswert. Folgen wir TAYLORS Ausführungen über die Caissonkrankheit, dann sind Infarkte in allen langen Röhrenknochen mit Ausnahme der Elle und des Schlüsselbeines möglich. POPPEL und ROBINSON berichten, daß in den Diaphysen anfangs nur ein lokalisiertes kleines Areal als Herd sichtbar sei. Ganz kleine Gebiete könnten auf dem Wege der schleichenden Substitution regenerieren, es brauche nichts von früheren Herden übrigzubleiben. Wäre der Herd jedoch nur etwas größer, dann würde neuer Knochen mit irregulärer Architektur gebildet und mit einer größeren Dichte als seine Umgebung. Im Bereich größerer Infarkte würde ein Teil des Knochens nekrotisch und hier blieben die Herde röntgenologisch sichtbar. Rinde und Periost würden niemals befallen werden, ebenfalls nicht die Schaftmitte der langen Röhrenknochen. Nach der Auffassung GRÜTZMACHERS, der im Jahre 1941 über Veränderungen am Schultergelenk als Folge einer Drucklufterkrankung berichtete, würde der Röntgenbefund stark an die PERTHESSCHE Erkrankung der Hüftgelenke erinnern und es würden bei beiden auch im wesentlichen die gleichen pathologisch-anatomischen Veränderungen vorliegen. LUCK widmet in seinem Buch „*Bone and Joint diseases*" den „*Knochennekrosen durch Caissonkrankheit*" ein eigenes Kapitel, ganz im Gegensatz zu BURKHARD, der bei Besprechung der Ätiologie der Arthrosis deformans eine Druckluftkrankheit nur ganz kurz als mögliche Ursache erwähnt. Über einen Fall mit Hüftkopfnekrose, der histologisch untersucht wurde, berichtet RETTIG. Er fand eine Teilnekrose des erkrankten Knochens, wobei der Gelenkknorpel intakt blieb. Der Kopf war entrundet und im oberen äußeren Quadranten zusammengebrochen.

Axhausen und Bergmann berichten im Handbuch der speziellen pathologischen Anatomie und Histologie von Henke und Lubarsch im Jahre 1937 über die verschiedenen Formen der Knochennekrosen und ihre mögliche Entstehung. Die Lebensvorgänge im Knochen selbst seien weder durch makroskopische Betrachtung noch im Röntgenbild zu beurteilen. Maßgebend sei allein der mikroskopische Befund, aber auch hier sei bei der Deutung Vorsicht am Platze. Oben erwähnte Verfasser führen als Ursachen der verschiedenen aseptischen Knochennekrosen an:
Gefäßverschlüsse durch Embolie, Erkrankung oder Verletzung der Gefäßwand, Krampfzustände der Gefäße. Druckluftschäden finden als mögliche Ursache aseptischer Knochennekrosen keine Erwähnung, obwohl die traumatische, die thermische, die chemische Genese, die Bestrahlungsnekrose, die toxisch-infektiöse Knochennekrose, die sogen. spontane Knochennekrose angeführt werden, und zwar als mögliche Ursache der Perthesschen, Kienböckschen, Köhlerschen, Calwéschen Erkrankung und der Osteochondrosis dissecans.

Wir selber verfügen über keine histologischen Befunde bei Tauchern, dagegen ist der ausgezeichneten Arbeit von Kahlstrom, Burton und Phemister eine eingehende Beschreibung zu entnehmen. Es werden vier Fälle beschrieben, die nicht unter Druckluft gearbeitet haben — drei davon litten an einer Arteriosklerose —, und mit den Befunden bei zwei Caissonarbeitern verglichen. Die feingeweblichen Veränderungen waren identisch, Unterschiede bestanden lediglich in der Vorgeschichte.

Kahlstrom und Mitarb. führen an, daß die Spätveränderungen im Bereich der nekrotischen Gebiete je nach Lokalisation und Dauer der Erkrankung variieren. Bei Befall von Epiphysen und in der Nähe von Gelenken würden unterschiedliche Grade von Gewebskollaps festgestellt, und zwar vor allem im Bereich der das Gewicht tragenden Partien. Hier kann eine Invasion und Substitution durch neuen Knochen und Calzifizierung von nicht substituierten Teilen festgestellt werden. Der Gelenkknorpel oberhalb der befallenen Gebiete wird später zusammenbrechen, durch bindegewebigen Knorpel ersetzt und es wird dann sekundär eine mehr oder weniger ausgeprägte Arthrosis deformans eintreten, in einigen wenigen Fällen begleitet von sekundären osteokartilaginären freien Körpern. Die Verfasser führen ihre Untersuchungsergebnisse an, um die Theorie zu stützen, daß die Arthrosis deformans durch vaskuläre Blockaden und Nekrosen des Kopfes unterhalb der Gelenkknorpel entstehen kann. Ein derartiger Kollaps würde im Bereich der Nekroseherde, der Diaphysen oder Epiphysen fern der Gelenkflächen nicht eintreten, und hier könne man eine Invasion und Substitution durch neuen Knochen feststellen. Eine vollständige Substitution würde aber nur im Bereich kleinerer Herde eintreten, im Bereich größerer Nekrosebezirke käme es zu einem Stillstand der Substitution — wie auch durch über lange Zeiträume durchgeführte röntgenographische Untersuchungen bewiesen —, und zwar zu einem Zeitpunkt, bei dem der Knochen infolge der Substitution wieder eine normale Stärke erreicht habe und der fibröse Wall rund um die Herde herum mehr oder weniger intensiv calzifiziert und ossifiziert worden sei. Auf diese Weise würden die für Druckluftschäden charakteristischen Röntgenbilder produziert.

Fassen wir die bisher vorliegenden, sehr spärlichen histologischen Untersuchungen chronischer Skelettveränderungen zusammen, so müssen wir feststellen, daß es sich äußerlich, d. h. makroskopisch und röntgenographisch sowie auch bei der feingeweblichen Untersuchung um Bilder handelt, die mit denen der übrigen aseptischen Knochennekrosen völlig identisch sind, d. h. Bilder, wie wir sie beispielsweise bei der PERTHES-schen, KIENBÖCKSchen und CALWÉSchen Erkrankung sehen. Die Kenntnis um die aseptischen Knochennekrosen bei Tauchern würde damit die von AXHAUSEN und BERGMANN erwähnte Theorie der embolischen Gefäßverschlüsse als Ursache aseptischer Knochennekrosen stützen. Wir sehen jedoch bei der Taucherkrankheit die typischen Erkrankungen im arbeitsfähigen Alter auftreten und meist nur nach langzeitiger, bzw. häufiger Tauchertätigkeit, nachdem die Taucher Unfälle oder „bends" erlitten haben*. Dagegen sind die üblichen allgemein bekannten aseptischen Knochennekrosen im wesentlichen Erkrankungen der Adoleszenz und des Kindesalters. Es geht weiter aus dem Schrifttum eindeutig hervor, daß die Arthrosen sekundärer Natur sind, eine Auf-fassung, der wir unbedingt zustimmen müssen, auch in Kenntnis der KÜNTSCHERSchen Untersuchungen über die experimentelle Erzeugung von Überlastungsschäden am Knochen.

7. Experimentelle Untersuchungen

Wie nicht anders zu erwarten, sind eine Reihe von Versuchen unternommen worden mit dem Zwecke der experimentellen Erzeugung von chronischen Schäden, wie wir sie bei der Drucklufterkrankung sehen. KAHLSTROM, BURTON und PHEMISTER konnten Stickstoffembolien an den unteren Extremitäten von Hunden mit nachfolgenden Kno-chennekrosen experimentell nicht erzeugen. Auch BORNSTEIN berichtete in der Berliner klinischen Wochenschrift im Jahre 1918 über eigene Tierversuche und Selbstversuche sowie über Versuche STIEGLERS, die ebenfalls keine eindeutigen Ergebnisse erbrachten.

An der Kieler Chirurgischen Universitätsklinik konnte LÜBOW auf Anregung HER-GET's im Jahre 1952 aseptische Knochennekrosen erstmalig experimentell erzeugen. Er befaßte sich vor allem mit der Frage, ob es in Analogie zu den Verhältnissen beim Tauchen durch wiederholte Anwendung höheren Druckes über längere Zeit gelingen würde, aseptische Knochennekrosen bei Tieren hervorzurufen. Es sollte hierbei die klinisch interessante Frage geklärt werden, ob Knochennekrosen vor allem dann auf-treten, wenn die vorgeschriebenen Dekompressionszeiten nicht eingehalten werden. Die Versuche wurden an Ratten durchgeführt und zeigten bereits unmittelbar nach ihrer Beendigung im Bereich der Schwänze typische aseptische Knochennekrosen im Röntgenbild, die genau denen glichen, die AXHAUSEN als Umbauatrophie bezeichnete. Im Bereich der Nekrosen konnte festgestellt werden, wie die scharfe Knochenkontur und die wohlgeordnete Bälkchenzeichnung einem unscharf begrenzten und im Inneren durchlässigeren, ungeordneten, fleckigen Bild Platz gemacht hatte. Diese Umbauatrophie ist in der Lage, die Widerstandsfähigkeit des Knochens gegen mechanische Einwirkun-gen herabzusetzen und die Neigung zu Frakturen zu erhöhen. Im Verlaufe der Beobach-tungszeit zeigte es sich im Röntgenbild, daß besonders die Befunde an den Schwänzen der Ratten typisch für Druckluftschäden waren und fortlaufend zunahmen. Die epi-physäre Nekrose bekam erst durch Kompression den charakteristischen, bei Tauchern bekannten Ausdruck. Verlust der normalen Knochenzeichnung und Schattenverdichtung wurden als Vorläufer festgestellt.

---

* aber auch ohne Unfälle oder „bends"!

Nach einer Überlebenszeit von 3 Monaten wurden die Tiere getötet und nochmalige Röntgenkontrollen durchgeführt*. Histologisch konnte eine starke Destruktion der Kompakta mit ausgedehnten resorptiven Vorgängen festgestellt werden. Man fand Einbrüche in das subchondrale Balkenwerk, abgestorbene Knochenbälkchen, Einbrüche der knöchernen Wirbeldeckplatten, Markschwund und vereinzelt Markfibrose. Betroffen war letztlich das gesamte Skelettsystem der Tiere, besonders aber die Epiphysen der Rattenschwänze und die Diaphysen der langen Röhrenknochen, welche ausgedehnte streifige, z. T. auch mehr fleckige Nekroseherde aufwiesen. Man fand meist ein normales Fettmark, in einigen Fällen totale Marknekrosen, ganz vereinzelt Markfaserbildung.

Wir sehen daher, daß es experimentell gelingt, durch Erzeugung hohen Druckes, der über längere Zeiträume einwirken kann, das Bild der aseptischen Knochennekrosen der Taucher zu reproduzieren. Es kann aus den Versuchen gefolgert werden, daß derartige Nekrosen vor allem dann auftreten, wenn die vorgeschriebenen Dekompressionszeiten nicht eingehalten werden. Diese Untersuchung ist bedeutungsvoll für die Entstehung der Taucherkrankheit mit sekundären Skelettveränderungen.

8. Verlauf der Skelettveränderungen

Von besonderem Interesse ist die Kenntnis darüber, wie sich einmal nachgewiesene Skelettveränderungen in Zukunft weiterentwickeln. Gibt es eine Gesetzmäßigkeit? Kommt es, wie vielfach im Schrifttum behauptet wird (LUCK; HERGET), zur schleichenden Substitution wenigstens kleinerer Herde? Wie verhalten sich schließlich die Herde im Bereich der Oberarme, der Oberschenkelköpfe und -hälse, der Röhrenknochen und die selteneren zystischen Herde?

In einer Arbeit, die einer von uns im Jahre 1952 veröffentlichte, wird die Ansicht vertreten, daß kleinere Infarkte wahrscheinlich durch neuen Knochen vollständig ersetzt werden können; der Wiederherstellungsprozeß käme jedoch häufig zum Stillstand. DALE ist der Ansicht, daß die Veränderungen im Humeruskopf im wesentlichen unverändert bleiben. J. V. LUCK, der häufiger ein Befallensein der unteren Extremitäten als der oberen sah — in der Regel bilateral — ist der Ansicht, daß kleinere Herde durch schleichende Substitution ausheilen können, bei größeren Infarkten würde die Regeneration durch den zu ausgedehnten Knochentod verhindert. Im Jahre 1949 konnte einer von uns über 3 Fälle berichten, bei denen die Knochenveränderungen über Jahre, ja sogar Jahrzehnte stationär geblieben waren. Es wurde weiter darauf hingewiesen, daß Veränderungen jahrelang bestehen können, ohne daß sie irgendwelche klinischen Beschwerden machen und daher nur durch Zufall entdeckt werden. Es konnten bei 3 Tauchern, die ihren Beruf 12, 14 und 35 Jahre nicht mehr ausgeübt hatten, chronische Schädigungen festgestellt werden, die also vor diesem Zeitraum entstanden sein müssen. Es wird vielfach darauf hingewiesen, daß an Stellen größten Druckes, d. h. im Bereich der Hauptbelastung eines Knochens, infolge des zusätzlichen funktionellen Reizes einerseits reparative Vorgänge ausgelöst werden, andererseits aber auch bei ständiger

---

* Die bereits unmittelbar nach Versuchsende festgestellte Umbau-Atrophie und Kompression hatte inzwischen (nach 3 Monaten) erheblich zugenommen.

Fortdauer der Belastung ein mehr oder weniger ausgedehnter Zusammenbruch der nekrotischen Teile im Bereich eines Gelenkkopfes eintreten kann. Durch Resorption, reparatorische und funktionelle Gewebsneubildung entstehen Knochenverdichtungen und Resorptionshöhlen, die im Vordergrund der röntgenologisch nachweisbaren Symptome der chronischen Gelenkveränderungen bei Tauchern stehen. Neuerliche Schädigungen und funktionelle Beanspruchungen führen zu vielerlei sekundären Störungen. Es steht damit diejenige Stelle am Hüftkopf besonders im Vordergrund, an der nach den Küntscherschen experimentellen Untersuchungen die Zugspannungsspitzen liegen und wo auch ganz vorwiegend die Perthessche Erkrankung lokalisiert ist.

Kahlstrom, Burton und Phemister konnten Invasionen und Substitutionen im Bereich der Herde durch neuen Knochen feststellen. Völlige Substitution kleinerer Gebiete waren feststellbar, aber im Bereich größerer Nekrosebezirke kam es zu einem Stillstand der Substitution, und zwar zu einem Zeitpunkt, bei dem durch Substitution wieder eine normale Stärke des Knochens erreicht worden war und der fibröse Wall rund um die Herde herum mehr oder weniger intensiv calzifiziert und ossifiziert worden war. Die Autoren konnten übrigens einen Stickstoffherd oberhalb des oberen Sprunggelenkes im unteren Tibiadrittel lokalisieren, insgesamt 2 Fälle dieser Art, daneben einen Fall im Wadenbeinköpfchen. Fründ äußerte die Ansicht, daß im jugendlichen Organismus weitgehende Regenerationen eintreten könnten, vorausgesetzt, daß die nekrotischen Herde nicht zu groß seien. Eine entlastende Behandlung der Gelenke sei deshalb für die Regeneration als günstig anzusehen. Grützmacher sah bei seinen Beobachtungen über einen Zeitraum von $1^1/_2$ Jahren („Bilder vom März 1939 und Oktober 1940") ein Fortschreiten der Gelenkerkrankung durch Fortschreiten des Knochenprozesses. Die subchondralen Nekrosen wurden z. T. resorbiert, unterminierten die Gelenkfläche, bis diese schließlich einbrach. Maxwell und Poppel konnten einen Fall einer bilateralen aseptischen Nekrose im Bereich des Fersenbeines beobachten.

Wir sind auf Grund unseres großen Krankengutes und der Tatsache, daß wir unsere Fälle zum größten Teil fortlaufend beobachteten und alle erreichbaren Taucher nach 10 Jahren nachuntersuchen konnten, in der Lage, bindende Aussagen darüber zu machen, wie sich die Skelettveränderungen nach Druckluftschädigungen im Laufe der Jahre entwickeln. Zunächst darf in dieser Beziehung auf die auf Seite 63—67 abgedruckten Tabellen verwiesen werden, die für die Entwicklung von Skelettherden, d. h. nicht nur für ihre Entstehung, sondern auch für ihre Fortentwicklung, aufschlußreich sind. Die Tabelle auf Seite 66 zeigt, daß bei Tauchern, die jahrzehntelang ihren Beruf ausgeübt hatten und niemals Zwischenfälle erlitten und nach ca. 30, 19, 11 und 3 Jahren keine Skelettveränderungen aufwiesen, zu einem viel späteren Zeitpunkt, auch nachdem sie ihren Beruf schon ein Jahrzehnt nicht mehr ausgeübt hatten, Skelettveränderungen auftraten, d. h. 41, 22, 28, 20 und 43 Jahre nach Beginn ihrer Tauchertätigkeit, wohlgemerkt ohne daß jemals Taucherzwischenfälle aufgetreten oder daß jemals sog. „bends" bemerkt worden waren. Diese Feststellung mahnt zur Vorsicht, wenn man eine Prognose hinsichtlich der Entwicklung und Verstärkung von Skelettveränderungen stellen will.

Von den 65 über ein Jahrzehnt und länger beobachteten Tauchern hatten 43 Skelettveränderungen. Bezüglich des Verlaufes der Skelettveränderungen können 5 der Fälle nicht gewertet werden, da die alten Röntgenbilder fehlen bzw. erste Röntgenaufnahmen seinerzeit außerhalb durchgeführt worden waren und nicht zur Verfügung stehen. Von

den restlichen 38 erlebten 17 einen Zwischenfall zwischen der ersten Routineunter-
suchung im Jahre 1950 und der zweiten im Jahre 1960. Es ist also möglich, daß bei
diesen Fällen die Skelettveränderungen durch den inzwischen stattgehabten Unfall pri-
mär entstanden sind, bzw. bei bereits vorliegenden Skelettveränderungen diese durch
neue Stickstoffeinwirkungen verstärkt wurden. Bei dieser Gruppe von Tauchern, die
in der Regel mehrere Herde aufwiesen, konnte siebenmal eine Zunahme am Orte des bekannten Schadens im Oberarmbereich, zweimal im Schenkelhalsbereich festgestellt werden. In 2 Fällen waren bekannte Herde unverändert nachweisbar, d. h. es hatte eine Änderung im Sinne einer Besserung oder Verschlimmerung nicht stattgefunden; beide
betrafen die Oberarme. In 2 Fällen waren Herde im Bereich des Femurs unverändert
nach 10 Jahren nachweisbar. Wir fanden 4 Fälle, bei denen am bereits bekannten Ort
der Schädigung eine Zunahme der Veränderungen eingetreten war und bei denen außerdem im Bereich weiterer Skeletteile neue Herde entstanden waren. 1 Fall wurde beobachtet, bei dcm neben einem unveränderten, bereits bekannten Befund weitere neue
Herde feststellbar waren. 2 weitere Fälle wiesen die Zunahme eines bereits bekannten
Befundes auf und gleichzeitig unveränderte weitere bekannte Krankheitsherde im Bereich des Skelettsystems. Inwieweit die erneute zwischen den Beobachtungszeiten eingetretene Schädigung für die Skelettveränderungen verantwortlich ist bzw. für die
Entstehung neuer Herde, muß offengelassen werden. Auf alle Fälle ist in dieser Gruppe
kein Oberschenkelkopf- bzw. -halsherd, der unverändert blieb, in beiden beobachteten
Fällen trat eine Zunahme des bekannten Schadens im Bereich des Oberschenkelkopfes
auf. Im Oberarmkopf war in 7 Fällen eine Zunahme des bekannten Schadens zu verzeichnen, dagegen war bei zwei Fällen der Herd unverändert. In zwei Fällen waren
unveränderte Skelettbefunde im Bereich des Femurs nachweisbar. In dieser Gruppe von
17 Fällen waren zwischen der Untersuchung vom Jahre 1950 und der neuerlichen
Untersuchung vom Jahre 1960 neue Herde an weiteren Skeletteilen bei 8 Tauchern
aufgetreten. Nur in 4 Fällen lagen also nach 10 Jahren unveränderte Lokalbefunde ohne
weitere neue Schäden vor.

Größeres Interesse verdient die Gruppe von 21 Tauchern, bei denen während des
Jahrzehntes 1950 — 1960 keine neuerlichen Zwischenfälle aufgetreten waren. In dieser
Gruppe befinden sich 11 Taucher, die vor dem Jahre 1950 einen Zwischenfall erlitten
hatten. Auch diese Taucher wiesen in der Regel einen multiplen Skelettbefall auf. Die
Aufschlüsselung der Skelettveränderungen ergab folgende Feststellung:
Bei 6 Fällen konnten im Jahre 1950 Veränderungen im Bereich eines oder beider Oberarmköpfe festgestellt werden. Die Kontrolluntersuchumg im Jahre 1960 ergab eine
Zunahme der bekannten Veränderungen in 3 Fällen, in 3 weiteren war der Befund vollständig unverändert. 3 Fälle wiesen Veränderungen im Bereich der Oberschenkelköpfe
bzw. -hälse auf. Hiervon wiesen 2 Fälle eine Zunahme des Befundes auf, in einem Fall
war der Prozeß unverändert. 3 Fälle ließen im Jahre 1950 Veränderungen im Bereich
der kniegelenksnahen Abschnitte der Oberschenkelknochen erkennen. Alle 3 Herde
waren unverändert. 2 Fälle ließen Herde im Bereich der proximalen Tibia erkennen,
auch diese waren unverändert. In einem Fall war eine Zystenbildung im Bereich des
Beckens und der Schenkelhälse bekannt. Die Zysten hatten sich im Jahrzehnt 1950 —
1960 vergrößert.

In 3 Fällen konnten im Jahre 1960 weitere, bisher nicht bekannte Skelettveränderungen festgestellt werden. In einem Fall war eine Zunahme des bekannten Herdes zu

verzeichnen und zusätzlich eine Manifestation anderen Orts. 2 Fälle zeigten eine Zunahme im Bereich bereits bekannter Herde und einen stationären Prozeß im Bereich anderer bekannter Herde.

Besonders interessant ist die letzte Gruppe von 10 Tauchern, die niemals Zwischenfälle erlitten hat, und zwar weder vor der ersten Untersuchung vom Jahre 1950, noch in der Zwischenzeit. Unter diesen Fällen waren 3 Oberarmköpfe befallen, von diesen wies einer eine Zunahme auf, 2 einen unveränderten Befund.

In nicht weniger als 8 dieser 10 Fälle konnten im Jahre 1960 bisher nicht bekannte Veränderungen neu festgestellt werden, die also in der Zwischenzeit entstanden waren. In einem Fall fanden sich neben einer bekannten und unveränderten Skelettlokalisation außerdem weitere bisher nicht bekannte Herde.

Diese letzte Gruppe ist an und für sich sehr aufschlußreich für den Verlauf der Skelettveränderungen. Die Aufschlüsselung zeigt, daß obwohl keine weiteren Tauchzwischenfälle durchgemacht wurden oder „bends" auftraten, neunmal an weiteren Skelettteilen in der Zwischenzeit Veränderungen entstanden. Bei einem großen Teil dieser Taucher handelte es sich um Männer, die nicht mehr im Beruf waren.

Wenn wir die Gesamtgruppe von 21 Tauchern betrachten, die im Jahrzehnt 1950 bis 1960 keinen Zwischenfall hatten, ergibt sich damit die bemerkenswerte Feststellung, daß bei dieser Gruppe insgesamt 11 neue Skelettherde aufgedeckt wurden, die also zwischenzeitlich ohne neuerliche Tauchzwischenfälle entstanden sind.

Betrachten wir die Gesamtgruppe der 38 Taucher, die ein Jahrzehnt beobachtet werden konnten und bei denen das gesamte Skelettsystem damals und jetzt geröntgt worden war, so kommen wir zu folgender Feststellung:

Von insgesamt 18 Patienten mit Befallensein eines oder beider Oberarmköpfe wiesen 11 eine Zunahme des Schadens, 7 einen stationären Prozeß auf. Von 5 Tauchern mit Beteiligung eines oder beider Oberschenkelköpfe wiesen 4 eine Zunahme des Befundes, einer einen unveränderten Zustand auf. Von 5 Femurherden konnten sämtliche 5 unverändert nach einem Jahrzehnt nachgewiesen werden, das gleiche galt für 2 Herde im Bereich der Tibia. Insgesamt konnten 19 neue Skelettherde, die vordem nicht bekannt waren, nachgewiesen werden. 5 Fälle zeigten die Zunahme eines bekannten Herdes und weitere neuerliche Lokalisationen. 2 Fälle ließen einen unveränderten bekannten Befund und weitere neuerliche Lokalisationen erkennen. In 4 Fällen konnte eine Zunahme eines bekannten Herdes und ein unveränderter Befund im Bereich weiterer bekannter Herde festgestellt werden. Insgesamt gesehen konnten nicht weniger als 26 neue Skelettveränderungen, die zwischenzeitlich entstanden waren, aufgedeckt werden.

Die auf Abb. 54, 55, 56 sichtbaren Veränderungen des linken Oberarmkopfes vom Typ 1 haben entsprechend Abb. 57 und 58 nach 6 bis 7 Jahren deutlich an Stärke zugenommen, so daß bereits der Typ 4 vorliegt. Die Begrenzung des Humeruskopfes war im Jahre 1947 völlig glatt, und es fand sich nur eine angedeutete subchondrale Sklerose, die ohne Vorliegen anderer Skelettveränderungen nicht ohne weiteres als Druckluftschaden anzusprechen war. Bei diesem Taucher war in der Zeit zwischen den beiden Aufnahmen kein neuerlicher Tauchzwischenfall eingetreten, der evtl. durch erneute Stickstoffschädigung den verstärkten Befund hätte hervorrufen können. Die späteren Aufnahmen zeigen einen sich fortlaufend verstärkenden dissezierenden Prozeß mit nachfolgender, ständig stärker hervortretender schwerer Arthrosis deformans und Deformierung des Oberarmkopfes.

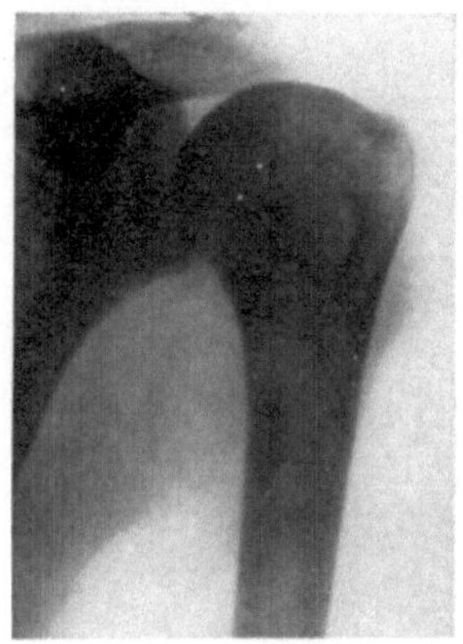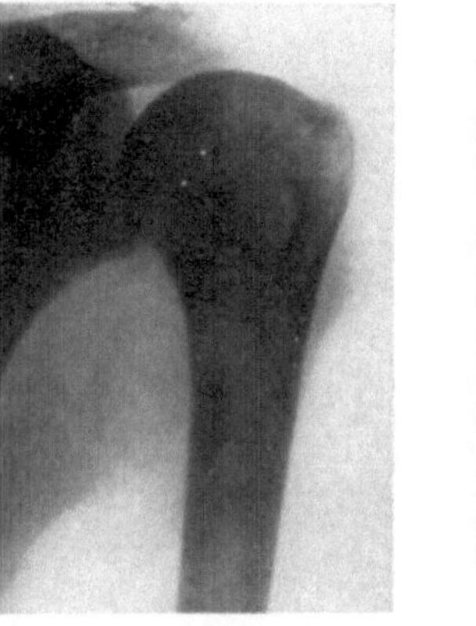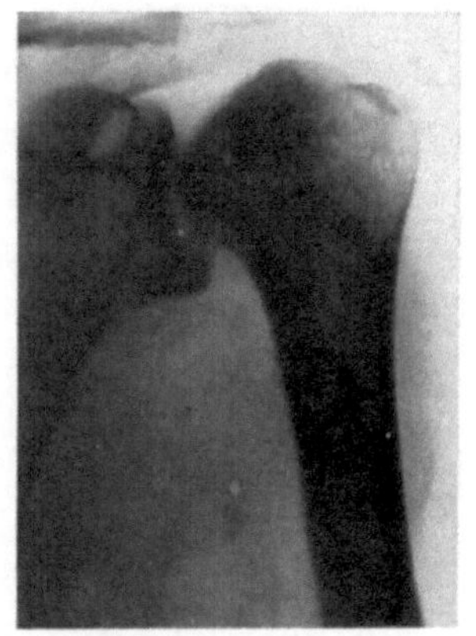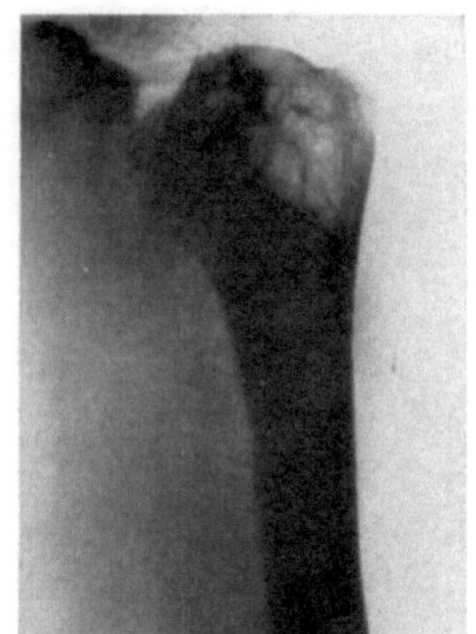

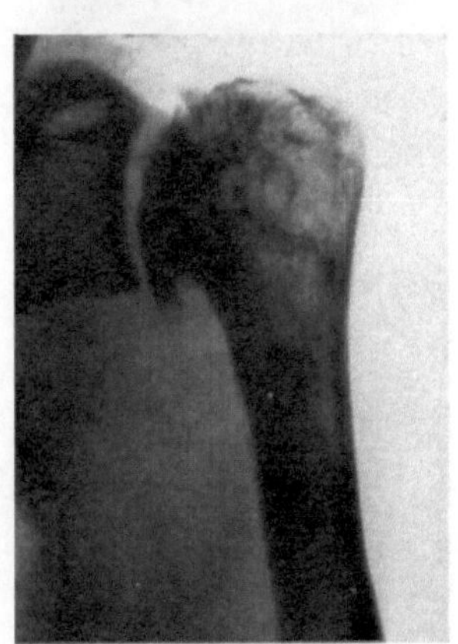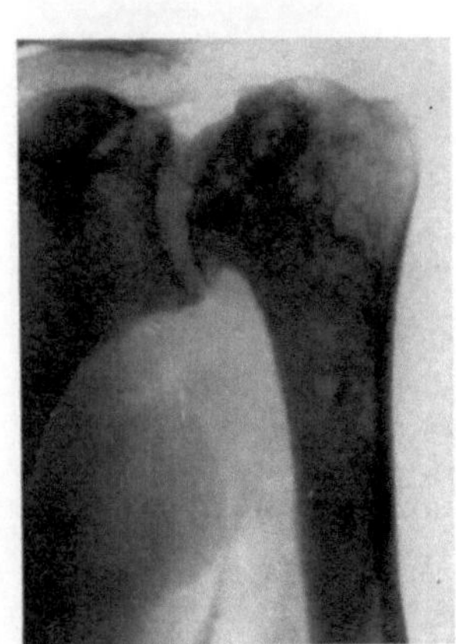

Abb. 54 (oben links) zeigt zunächst das Vorliegen von Veränderungen am Oberarmkopf zum Typ 1 gehörig Abb. 55 (oben Mitte). $6^1/_2$ Jahre später ohne weitere Zwischenfälle bereits deutliche Sklerosen, schon eingetretene Dissektion und Unregelmäßigkeit der Gelenkkonturen Abb. 56 (oben rechts). Fortschreiten der Dissektion. Abb. 57 und 58 (rechts). Starke Deformierung des Oberarmkopfes und schwere sekundäre Arthrosis deformans

Ähnliche Verlaufsserien wie in den Abbildungen 54 bis 58 konnten mehrfach beobachtet werden, wobei die kontralateralen Veränderungen zum Teil innerhalb des Beobachtungszeitraumes völlig stationär blieben.

Besonders eindrucksvoll ist auch das Fortschreiten der Gelenkveränderungen im Bereich der Oberschenkelköpfe. Der folgende Fall, dargestellt in den Abbildungen 59 bis 62 veranschaulicht deutlich das Fortschreiten des Prozesses im Bereich des re. Oberschenkelkopfes. Zwischenzeitlich hatten keine weiteren Tauchzwischenfälle stattgefunden.

Die Abbildungen 63 bis 67 stellen ein weiteres Beispiel eines fortschreitenden Prozesses am rechten Oberschenkelkopf dar.

Zusammenfassend kann festgestellt werden, daß besonders die Prozesse im Bereich der Hüftköpfe fortschreiten. Das beruht sicher nicht zuletzt darauf, daß hier ein größeres Ausmaß an Belastung besteht. Auch an den weniger belasteten Oberarmköpfen können in einer Reihe von Fällen die Veränderungen fortschreiten. Von besonderer Wichtigkeit erscheint die Tatsache, daß bei Tauchern, die jahrzehntelang ohne Skelettveränderungen waren, solche auch noch später, d. h. lange nach Beendigung ihrer Tauchertätigkeit, auftreten und fortschreiten können.

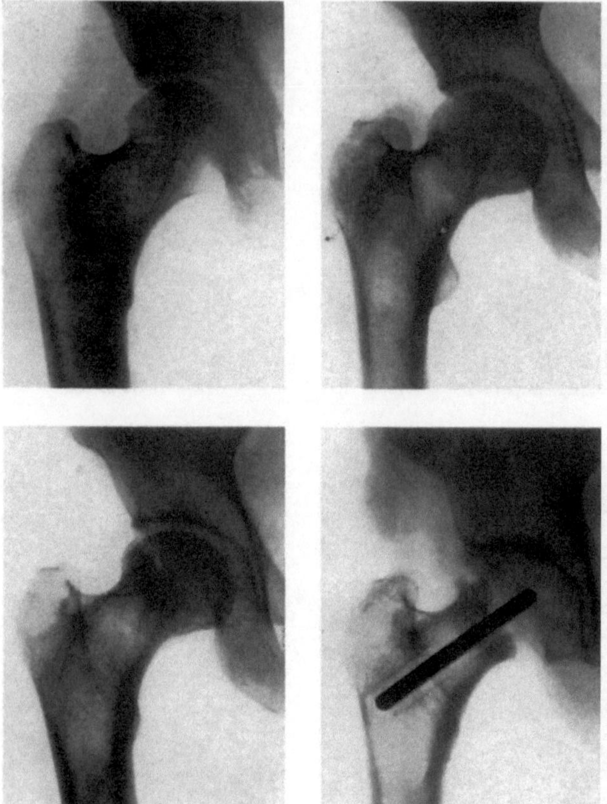

Abb. 59, 60, 61 und 62. Der Oberschenkelkopf zeigt 1947 (Abb. 59) keine sicheren Veränderungen im Bereich des Hüftkopfes. 1953 (Abb. 60) deutliche Skleroseherde im re. Oberschenkelkopf mit beginnender Dissektion und Konturstufe im lateralen Anteil der Gelenkfläche. Bereits ¼ Jahr später (Abb. 61) voll ausgeprägte Dissektion mit Verstärkung der Konturstufe. 1955 (Abb. 62) Endbild nach JUDE-Plastik

9. Unterschiede in den Skelettveränderungen bei Tauchern, Caissonarbeitern und Höhenfliegern

Die ersten schweren Skelettveränderungen konnten bei Caissonarbeitern festgestellt werden, und zwar im Bereich der Hüftköpfe und -gelenke. Zunächst war man der Ansicht, daß derartige Veränderungen der Oberschenkelköpfe das morphologische Substrat der Skelettveränderungen bei Arbeiten unter Druckluft schlechthin seien. Erst später konnten, und zwar viel seltener, Beobachtungen auch an Oberarmköpfen bei Caissonarbeitern gemacht werden. TAYLOR führte 1944 an, daß bei Caissonarbeitern eindeutig die unteren Extremitäten häufiger als die oberen befallen seien. Der Befall der Oberschenkelköpfe sei in der Regel bilateral. Einer von uns konnte erstmalig an einer größeren Reihe von Tauchern feststellen, daß die Erkrankung hauptsächlich die Schultergelenke befällt. Es wurde die Ansicht vertreten, daß dieses auf der Art der Tätigkeit der Taucher beruhe. Es liege hier die Hauptbelastung in den Schultergelenken, bei Caissonarbeiten dagegen im Bereich der Hüftgelenke, da letztere in gebückter Stellung arbeiten müssen. Dieser Ansicht sind auch andere Autoren, die sich mit der

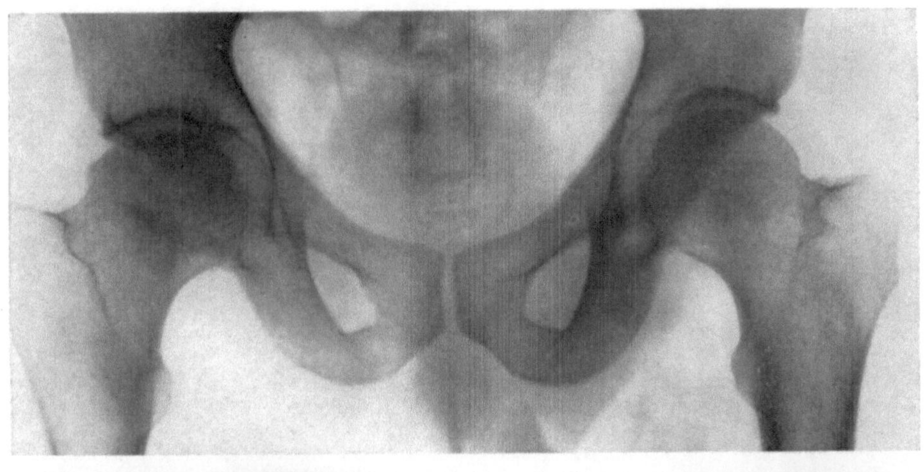

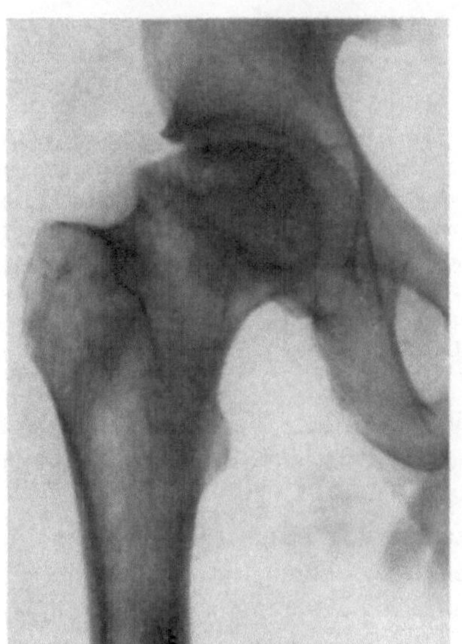

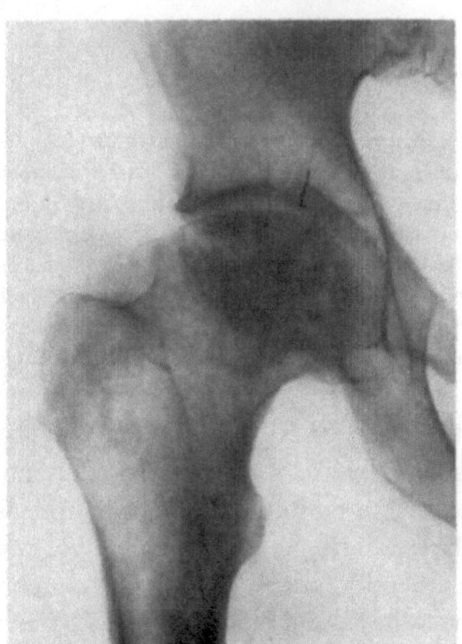

Abb. 63, 64 und 65. Erklärung siehe Legende zu Abb. 66 und 67

Caissonkrankheit beschäftigten und eine Erklärung für den besonderen Befall der Oberschenkelköpfe suchten. Auch Christ spricht sich dafür aus, daß das Arbeiten in gebückter Stellung das Auftreten der Skelettveränderungen bei Caissonarbeitern vornehmlich in den Hüftgelenken begünstigen würde.

In der uns zugänglichen Literatur fehlen Angaben über chronische Skelettveränderungen bei Höhenfliegern. Wiesinger konnte in zahlreichen Fällen sogenannte „bends" bei Höhenfliegern feststellen, die ab 12000 m Höhe auftraten, und zwar bei 110 von 2101 Untersuchten. Prädilektionsstellen dieser „bends" waren vor allem die Schultergelenke; im großen und ganzen spielten sich die „bends" vornehmlich im Bereich der wesentlich stärker bewegten oberen Extremitäten ab. Die Bewegung fördere die Entstehung bzw. Vergrößerung der Stickstoffblasen, die, durch den Blutstrom

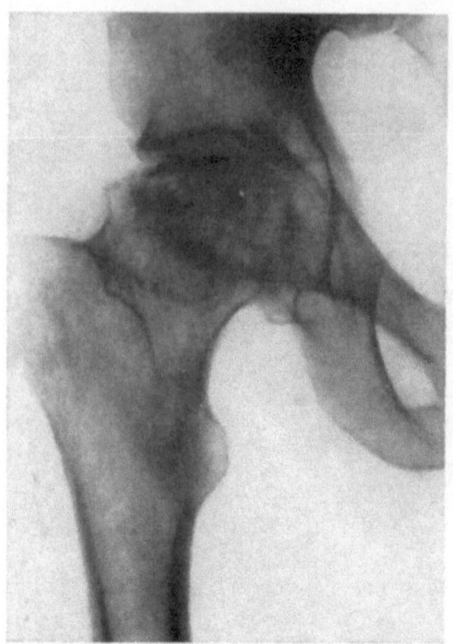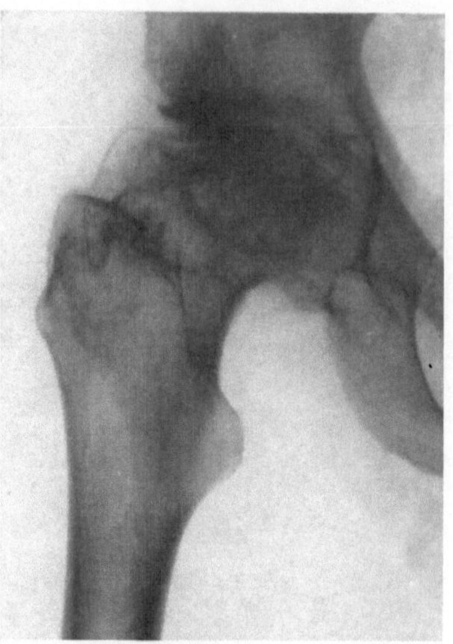

Abb. 66 und 67. Die erste Aufnahme (Abb. 63) aus dem Jahre 1953 zeigt Veränderungen des re. Ober-
schenkelkopfes im Sinne des Typ 3 mit nicht ganz homogener Sklerose bei noch glatter Gelenkkontur.
2 Jahre später (Abb. 64) Zunahme der Sklerose und resorptive Vorgänge zwischen den Skleroseherden.
Ein dissezierender Prozeß hat bereits eingesetzt. Ein Jahr später (Abb. 65) deutlicher Dissektionsherd.
Gelenkkontur bereits unregelmäßig. Nach einem weiteren Jahr (Abb. 66) und nochmals 3 Jahre später
(Abb. 67) weiteres Fortschreiten des dissezierenden und destruierenden Prozesses mit Zusammensintern
und Deformierung des Oberschenkelkopfes und starker sekundärer Arthrosis deformans. Während der
ganzen Beobachtungszeit keine Befundänderung am linken Oberschenkelkopf. Typ 1

mitgerissen, in den kleineren Gefäßen steckenbleiben würden. Nur ganz selten und
ausnahmeweise waren sie im Bereich der Hüften oder Knie lokalisiert (unter 3 %).
Das rechte Schultergelenk war mit fast 30 % am häufigsten befallen.

Diese Tatsache entspricht auch den Verhältnissen bei den Tauchern. Auch hier sind
die „bends" oder Pressionen vornehmlich im Bereich der oberen Extremitäten lokalisiert. Viel seltener klagen die Taucher nach Zwischenfällen oder spontan über Pressionen
im Bereich der unteren Extremitäten. Wir sehen also bezüglich des Auftretens der
akuten Schmerzen eine Parallelität zwischen Höhenfliegern und Tauchern ganz im
Unterschied zu den Caissonarbeitern, bei denen die Schmerzen, wie auch später die
Skelettveränderungen, vornehmlich im Bereich der unteren Extremitäten auftreten.

Wie eingangs bei der Besprechung der Lokalisation und Häufigkeit der Skelettveränderungen bei Tauchern herausgestrichen wurde, ist der grundsätzliche Unterschied zwischen den chronischen Skelettveränderungen bei Tauchern — bei Höhenfliegern sind derartige Veränderungen nicht bekannt — und Caissonarbeitern darin zu
sehen, daß die Taucher fast regelmäßig Skelettveränderungen im Bereich der Oberarmköpfe aufweisen und dieses bei Caissonarbeitern nur ausnahmsweise der Fall ist. Umgekehrt sind bei Caissonarbeitern mit chronischen Skelettveränderungen in der Regel die
Hüftgelenke und nur ausnahmsweise die Schultergelenke befallen. Darin liegen die
einzigen wesentlichen Unterschiede zwischen Caissonarbeitern und Tauchern. Hinsichtlich der Morphologie der Befunde bestehen keine Differenzen.

B. *Veränderungen an Gelenken, Muskeln, Sehnen und Sehnenansätzen*

1. Gelenkveränderungen

Die ersten Caissonarbeiter mit chronischen Skelettveränderungen, die zur Röntgen-
untersuchung und klinischen Beobachtung kamen, zeigten schwere destruktive Veränderungen der Hüftköpfe und Gelenke im Sinne von Arthrosen. Es wurde zunächst
die Ansicht geäußert, daß die Drucklufterkrankung eine Gelenkschädigung hervorrufen würde. Wie die Durchsicht des Schrifttums zeigt, stellten FOURNIER und JULLIEN
schwere Endbilder der Coxarthrose als finales Bild der Caissonkrankheit mit Osteo-
phytenbildungen und größeren ausgedehnten Destruktionsherden fest. POPPEL und
ROBINSON konnten im Jahre 1956 schwerste Gelenkveränderungen bei Caissonarbeitern
feststellen im Sinne von subchondralen aseptischen Nekrosen mit Devitalisierung der
Gelenkknorpel und Rarifizierung des darunter liegenden Knochens an bestimmten
Stellen sowie dazwischenliegenden Gebieten erhöhter Dichte. Die Verfasser sprechen
sich dafür aus, daß die Gelenkerscheinungen ihre Ursache in der veränderten Kontur der
Gelenkfläche hätten und nicht durch Infarkte der Gelenkkapsel entstehen würden.
Die Infarkte würden das Gelenk selbst nicht direkt betreffen. Das Endbild sei immer das
der ordinären deformierenden Osteoarthrose. KAHLSTROM, BURTON und PHEMISTER
fanden mehr oder weniger ausgeprägte Osteoarthrosen der Hüftgelenke bei Caissonarbeitern mit begleitender Entwicklung freier Körper. Hierdurch fanden sie die Theorie
gestützt, daß die Arthrosis deformans durch vaskuläre Blockaden und Nekrose des
Kopfes unterhalb der Gelenkknorpel entstehen kann. CHRIST äußerte die Ansicht, daß
die primären Veränderungen im Knochen selbst sitzen würden, die begleitende Arthrosis
sei sekundärer Natur, zumeist geringfügig. Einer von uns konnte im Jahre 1948 feststellen, daß schwere fortgeschrittene Arthrosen mit unregelmäßiger Begrenzung der
Gelenkflächen, Einbrechen und Deformierungen des Gelenkkopfes auch bei Tauchern
feststellbar sind. Die Arthrosis deformans der Gelenke sei ganz sicher sekundärer
Natur, ebenfalls die Entwicklung kartilaginärer Exostosen und freier Gelenkkörper.
Es brauche trotz gelenknahen Befalles nicht zu einer Gelenkveränderung zu kommen,
umgekehrt würde es jedoch nicht zutreffen, daß Gelenkveränderungen die Kopf-
veränderungen hervorrufen würden. Erkrankungen der Gelenkpfanne wurden damals
nicht beobachtet.

Aus dem eigenen großen Krankengut können wir klar und unzweideutig, auch vor
allem durch Verlaufsbeobachtungen feststellen, daß die Arthrosen sekundärer Natur
sind; dieses gilt nicht nur für die Schultergelenke, sondern auch für die Hüftgelenke.
Wir sahen zunächst geringe, beginnende subchondrale Sklerosen, die während der
Beobachtung zunehmende subchondrale Destruktionen erkennen ließen mit nachfolgendem Eierschalenbruch im Bereich der Konvexität des Oberarmkopfes bzw.
Oberschenkelkopfes, Entwicklung ausgedehnter aseptischer Nekrosen, Bildung von
freien Körpern und all den schweren Gelenkveränderungen, wie wir sie bei der fortgeschrittenen Arthrosis deformans kennen. Es besteht bei der Drucklufterkrankung im
Endstadium meist eine sehr schwere Arthrosis deformans, schwerer als wir sie sonst
z.B. beim Malum coxae senile zu sehen gewohnt sind. Gleichfalls können wir bei der
Drucklufterkrankung auch im Bereich der Oberschenkel- und Oberarmköpfe ausge-

dehnte Dissektionsherde feststellen. Es kann damit die Frage nach der Natur der Gelenkveränderungen eindeutig dahingehend beantwortet werden, daß diese stets sekundärer Natur sind. Der Beweis ist darin zu sehen, daß sie sozusagen unter unseren Augen entstanden und sich weiter fortentwickelten.

2. Muskelveränderungen

Während bei den akuten Zwischenfällen und Beschwerden Muskelschmerzen häufig angegeben werden — hierüber berichten u. a. König und Lucke — klingen derartige Beschwerden im Laufe kürzerer oder längerer Zeit ab. Bleibende Veränderungen im Bereich der Muskulatur durch Drucklufteinwirkung bzw. freiwerdenden Stickstoff sind nicht bekannt, zumindest konnten derartige bleibende Veränderungen nicht verifiziert werden.

3. Beziehungen zu den Periostosen bzw. dem Krankheitsbild der Periarthritis humeroscapularis

Wichtig ist vor allem in gutachtlicher Hinsicht auch die Frage möglicher Beziehungen zwischen Drucklufterkrankungen und Periostosen. Wir konnten unter 131 untersuchten Tauchern in 5 Fällen eine Periarthritis humero scapularis feststellen, eine Beobachtung, die angesichts des Durchschnittsalters der Taucher nicht aus dem Rahmen der Norm fällt. 4 dieser 5 Fälle wiesen lediglich im Röntgenbild Verkalkungen vor allem im Ansatzbereich der Supraspinatussehne am Tuberculum majus humeri auf. Nur einer hatte gleichzeitig das klinische Beschwerdebild der typischen Periarthritis humero scapularis. Wir können demnach nur in einem Fall unter 131 Tauchern vom Krankheitsbild der Periarthritis hum. scap. sprechen, zumal die radiologisch sichtbaren Veränderungen im höheren Alter zunehmen und ohne gleichzeitige Beschwerden keinen Krankheitswert besitzen. Erst die Kombination von klinischen Beschwerden, röntgenologischen Zeichen am Ansatzpunkt der Muskeln und Sehnen im Schulterbereich erlauben die Diagnose Periarthritis humero-scapularis. Der klinische Nachweis von Beschwerden ist entscheidend, da Röntgenbild und klinischer Befund nicht kongruent sind.

Es kann damit festgestellt werden, daß Periostosen bzw. das Krankheitsbild der Periarthritis humero scapularis nicht durch Druckluftveränderungen hervorgerufen werden, dies kann um so mehr gesagt werden, als 72 der 131 Taucher manifeste Schäden am Skelettsystem durch Druckluft aufwiesen. Auch weitere typische Periostosen, wie z. B. an den lateralen Epikondylen der Oberarmknochen, im Beckenbereich oder sonstwie konnten nicht festgestellt werden.

C. Therapie der chronischen Veränderungen am Bewegungsapparat

Die Therapie der Skelettveränderungen richtet sich nach ihrer Lokalisation. Unter 43 Tauchern mit Knochenveränderungen aus einer fortlaufend beobachteten Gruppe von 65 hatten 16 allein ein Befallensein der Oberarmköpfe ohne weitere Schäden, nur 4 davon hatten Beschwerden. Ein Funktionsausfall konnte bei keinem dieser lediglich auf die Oberarmköpfe beschränkten 16 Fälle nachgewiesen werden. Die Therapie war rein symptomatisch und bestand in Wärmeanwendung jeglicher Art, intraartikulärer Injektion von Hydrocortison, Stellatumblockaden, einer Bewegungstherapie zur Vermeidung einer Ruhesperre und Ruhesteife der Schulter sowie Maßnahmen zur Linderung der Beschwerden. In einigen wenigen Fällen war eine Röntgenbestrahlung notwendig.

Schwieriger war das Problem der Behandlung der bei Tauchern zum Glück seltener befallenen Oberschenkelköpfe. Hier waren in den meisten Fällen so schwere Veränderungen nachweisbar, daß Funktionsausfall und Berufsunfähigkeit eintraten In derartigen Fällen kommt das ganze therapeutische Rüstzeug zum Zuge, das zur Behandlung von Schenkelkopfnekrosen angewandt wird. Man wird zunächst versuchen, durch entlastende Maßnahmen einen Wiederaufbau des Knochens zu ermöglichen bzw. ein Fortschreiten des Prozesses zu verhindern. Dabei müßten die entlastenden Maßnahmen mindestens 3 bis 6 Monate durchgeführt werden. Das Ergebnis ist jedoch durchaus zweifelhaft. Während CHRIST die Auffassung vertritt, daß eine günstige Einwirkung von Körperbewegung und Massage die akuten Beschwerden verbessert, kann dieses für die chronischen Veränderungen mit schweren Arthrosen nicht angenommen werden. DALE konnte eine Besserung unter Erhaltung der Arbeitsfähigkeit durch Röntgenstrahlen feststellen. PACHNER beschrieb ein operatives Verfahren zur Knochenplastik der Taucherarthropathie des Femurkopfes mit Ausräumung der nekrotisierten Spongiosa und Füllung des Defektes durch plastisches Material aus dem Beckenkamm. Es mußte eine entlastende Behandlung über 6 Monate durchgeführt werden.

Wenn wir uns vor Augen halten, daß die Skelettveränderungen, vornehmlich der Schenkelköpfe, identisch sind mit den posttraumatischen Nekrosen oder den aseptischen Knochennekrosen der Adoleszenz wie bei der PERTHESschen Erkrankung beispielsweise, wird uns klar, daß man zunächst eine entlastende Behandlung versuchen sollte. Danach wären symptomatische Maßnahmen, wie intraartikuläre Injektionen von Hydrocortison, Kurzwellenbehandlungen u. ä., durchzuführen. Auch liegt hier ein Anwendungsgebiet der Vossschen Hängehüfte vor, wenn wir auch durchschlagende, fortdauernde Erfolge nach diesem Verfahren nicht gesehen haben. Vor der Resektion des Schenkelkopfes und Durchführung einer JUDET-Plastik muß heute angesichts der Langzeiterfahrungen mit dieser Technik gewarnt werden. Wichtig erscheint es uns, darauf hinzuweisen, daß eine Trochantereinstellung in diesen Fällen Gutes bringen kann sowie die sogenannte sine-sine-Plastik mit Einstellung des geglätteten Schenkelhalses in die Pfanne nach Entfernung der Kopfnekrosen. In schweren Fällen ist zur Behebung der Beschwerden die Versteifungsoperation angezeigt.

Die intraossären Herde der Ober- und Unterschenkelknochen sowie der Oberarmknochen und die selteneren zystischen Herde, die keinerlei klinische Erscheinungen machen, bedürfen auch keiner Therapie.

D. Begutachtungsfragen

Nach der 5. Verordnung über Ausdehnung der Unfallversicherung auf Berufs-
krankheiten — 5. Berufskrankheitenverordnung vom 26. 7. 1952 — wird als Berufskrankheit aufgefaßt, was an Schäden durch Arbeit in Druckluft erworben wird. Es
handelt sich hierbei um die laufende Nr. 21.

Wenngleich oft bei Tauchern oder Caissonarbeitern von einem Unfall im unfall-
rechtlichen Sinne gesprochen werden kann, durch den ein akuter, evtl. flüchtiger,
evtl. später chronischer Schaden entstand, so erscheint es doch zweckmäßig, bei einer
Schädigung nach Arbeit unter Druckluft, gleichgültig ob ein Unfallereignis vorgelegen
hat oder nicht, beim Vorhandensein typischer Erscheinungen von einer Berufskrankheit
zu sprechen. Nr. 21 der 5. Berufskrankheitenverordnung vom 26. 7. 1952 deckt alle
diejenigen akuten und chronischen Schäden mit oder ohne bleibende Minderung der
Erwerbsfähigkeit, die infolge des Berufes durch Arbeit in Druckluft entstanden sind.

Art, Symptomatologie, zeitliches Auftreten, Ausdehnung und Verlauf der Schäden
nach Arbeiten in Druckluft sind im vorangegangenen ausführlich behandelt worden.
Die Festsetzung der Minderung der Erwerbsfähigkeit bei Dauerschäden geschieht nach
den Normal-Rentensätzen, wie sie als Normen für die öffentlich-rechtliche Unfallversicherung festgesetzt worden sind. Der Grad der Minderung der Erwerbsfähigkeit
eines Verletzten richtet sich stets nach den besonderen Verhältnissen des Einzelfalles
unter Berücksichtigung der ganzen körperlichen und geistigen Veranlagung des
Betroffenen. Die von LINIGER-MOLINEUS im „Rentenmann" (13. Auflage, München
1954) herausgestellten wichtigsten Entschädigungssätze sind Richtlinien für die Be-
messung einer Dauerberentung chronischer Schäden. In diesen Rahmen hinein gehören
selbstverständlich auch die Schäden, die in Druckluft entstehen, so daß bezüglich der
Einzelheiten in der Höhe einer evtl. Berentung auf den „Rentenmann" bzw. auf den
FISCHER-HERGET-MOLINEUS* und andere einschlägige Werke verwiesen werden kann.

Zu klären wäre lediglich noch die Frage, wann bei einem Taucher von Berufsunfähigkeit gesprochen werden kann. Gemäß § 27 AVG liegt Berufsunfähigkeit vor,
wenn die Arbeitsfähigkeit eines Versicherten infolge von Krankheit oder anderen
Gebrechen oder Schwächen seiner körperlichen oder geistigen Kräfte auf weniger als
die Hälfte derjenigen eines körperlich und geistig gesunden Versicherten von ähnlicher
Ausbildung und gleichwertigen Kenntnissen und Fähigkeiten herabgesunken ist. Die
Arbeitsfähigkeit muß damit also um mehr als 50 % gemindert sein.

Die Berufsunfähigkeit bezieht sich auf die Tätigkeit einer ganzen Berufsgruppe, d.h.
auf wirtschaftlich und sozial annähernd gleichgestellte Berufszweige bei ähnlicher
Berufsausbildung und annähernd gleichwertigen Kenntnissen. Innerhalb einer solchen
Berufsgruppe muß sich ein Verletzter auf eine andere Tätigkeit verweisen lassen, jedoch
muß diese gleichwertig sein.

Bei dem sehr schweren Beruf des Tauchers und des Caissonarbeiters müssen erhöhte
Anforderungen an das körperliche und geistige Leistungsvermögen gestellt werden.
Es ist jeweils im Einzelfall bei Bewertung der Taucherfähigkeit das Gesamtbild des
körperlichen und geistigen Leistungsvermögens zu berücksichtigen. Schäden, die für

---

* „Das Ärztliche Gutachten im Versicherungswesen" 2. Aufl. München 1955

die Ausübung anderer Berufe vielleicht nur eine untergeordnete Rolle spielen könnten und hinsichtlich der Höhe der durch sie hervorgerufenen Erwerbsminderung keine wesentliche Rolle spielen, sind durchaus in der Lage, bei den unter Druckluft arbeitenden Menschen Berufsunfähigkeit herbeizuführen, so z.B. beiderseitige Taubheit oder das MENIÈRE-Syndrom.

Bei den im wesentlichen als chronische Schäden vorkommenden Skeletterkrankungen ist die Gesamtleistungsfähigkeit zu berücksichtigen. Bei schweren deformierenden Arthropathien, vor allem der Hüftgelenke, liegt ganz sicher Berufsunfähigkeit vor. Im Gegensatz hierzu sind auch ausgedehnte, klinisch stumme Infarkte im Bereich der langen Röhrenknochen nicht in der Lage, Berufsunfähigkeit herbeizuführen. Das gleiche gilt für Knochenherde im Bereich der Oberarmköpfe, auch wenn eine Gelenkbeteiligung vorliegt, vorausgesetzt, daß im Bereich des betroffenen Schultergelenkes noch ausreichende Bewegungsausschläge feststellbar sind bei nur geringen Beschwerden, bzw. wenn bei einer schmerzfreien, weitgehenden Versteifung durch kompensatorische Entwicklung des Thorax-Scapula-Muskelgelenkes ein gewisser Ausgleich vorliegt. Es kann in derartigen Fällen über die Taucherfähigkeit nicht generell entschieden werden. Man muß berücksichtigen, wie der einzelne mit seinen Schäden fertig wird, und ihn nach seiner Gesamtleistungsfähigkeit einschätzen. Es ist sehr wohl möglich, daß ein Taucher mit weitgehender Ankylose eines Schultergelenkes diese Versteifung so weit kompensieren kann, daß er in der Lage ist, seinen Beruf auszuüben. Dagegen wird manchmal bei weniger auffälligen Schäden, z.B. am Gleichgewichtsorgan, ohne sonstige Befunde chronischer Art auf Berufsunfähigkeit zu entscheiden sein.

E. Schlußwort

Bei den chronischen Veränderungen am Bewegungsapparat durch Druckluft handelt es sich im wesentlichen um Skelettbefunde mit nachfolgenden sekundären Arthropathien, die nach Lokalisation, Erscheinungsbild und Häufigkeit eingehend besprochen worden sind. Der Auswertung konnten Untersuchungsbefunde an 131 Tauchern zugrunde gelegt werden, von denen allein 72 chronische Skelettbefunde aufwiesen. Eine Analyse der langzeitig beobachteten Taucher mit und ohne chronische Skelettbefunde ergab vor allem durch eine Verlaufsbeobachtung des größten Teiles der Untersuchten, daß die Veränderungen am Skelett an bestimmte Bezirke gebunden sind. Es handelt sich hierbei fast ausnahmlos um die langen Röhrenknochen und hier wiederum um den Versorgungsbereich sogenannter Endgefäße. Das Erscheinungsbild ist in allen Fällen im wesentlichen stereotyp identisch. Nicht weniger als 72 unserer 131 Taucher wiesen chronische Skelettbefunde auf, davon waren nur 15 monostotisch, 57 dagegen polyostotisch. Am häufigsten waren die Oberarmköpfe befallen (117x). Danach folgten in der Häufigkeit die distalen Femurenden (38 x), die Oberschenkelköpfe und -hälse (18 x) und schließlich die proximalen Enden der Unterschenkelknochen (4 x). Von ganz vereinzelten zystischen Herden im Beckenbereich, im Bereich der Handwurzelknochen und an anderen Stellen kann im wesentlichen abgesehen werden, da hierdurch keine Funktionsstörungen oder Beschwerden verursacht werden.

Zur Berufsunfähigkeit führten im wesentlichen die Schäden im Bereich der Oberarm-
und Oberschenkelköpfe, vornehmlich im Bereich der letzteren, die infolge der auf
ihnen ruhenden Belastung frühzeitig einen Einbruch des Kopfes mit nachfolgender
schwerer sekundärer Arthropathie bekommen.

Es wurde für zweckmäßig erachtet, die Skelettbefunde nach ihrem röntgenologischen
Erscheinungsbild in 4 Typen einzuteilen. Der Typ 1 ist gekennzeichnet durch eine
Knochenrarifizierung mit Entmineralisation weiter Gebiete. Bei diesem Typ können,
sofern die Erscheinungen monostotisch sind, wie dieses in 6 Fällen zu verzeichnen war,
differentialdiagnostische Schwierigkeiten auftreten. Der Typ 2 ist dagegen unschwer
radiologisch zu diagnostizieren und ist gekennzeichnet durch PAGET-artige Verdichtungen, vor allen Dingen subcortical, sowie durch das Auftreten einzelner Zysten oder
Zystengruppen, meist mit scharf begrenztem und sklerotischem Rand. Der Typ 3
weist größere Destruktionsherde auf sowie Knocheninfarkte größeren Ausmaßes.
Das klinische Bild kann auch beim Typ 3 völlig stumm sein, dagegen nicht beim Typ 4
zu denen alle diejenigen Fälle gehören, bei denen sekundäre Veränderungen der Gelenke
eingetreten sind.

Differentialdiagnostisch abzugrenzen sind die chronisch-sklerosierende Ostitis, die
gering sklerosierenden osteoiden Sarkome, die klassischen Enchondrome, luetische
Skelettveränderungen sowie spezifische Herde im Bereich der Diaphysen der Röhrenknochen, daneben gegenüber dem Typ 1 Knochenatrophien mit Rarifizierung und
Entmineralisation umschriebener Gebiete.

Die Frage nach der Bedeutung der Tauchzwischenfälle und der ohne äußere Ursache
entstandenen „bends" oder Pressionen für das Auftreten von Skelettveränderungen
konnte dahingehend geklärt werden, daß chronische Skelettbefunde häufiger bei
denjenigen feststellbar sind, die Taucherunfälle mit nachfolgenden akuten Beschwerden
erlitten oder bei denen Pressionen oder „bends" spontan aufgetreten waren. Die Untersuchungen haben jedoch eindeutig ergeben, daß auch ohne Unfälle und ohne spontane
„bends" chronische Skelettbefunde auftreten können, oft nach Jahren und Jahrzehnten
und bei einer ganzen Reihe von Fällen, nachdem die Taucher schon jahrelang ihre
Tätigkeit beendet hatten. Es muß damit festgestellt werden, daß bei Menschen, die
unter Druckluft gearbeitet haben, jederzeit typische Skelettveränderungen entstehen
können, auch wenn die Tätigkeit bereits lange nicht mehr ausgeübt wurde und niemals
Unfälle oder „bends" aufgetreten waren. Die Durchsicht des Krankengutes ergab, daß
bei Tauchern weit überwiegend die Oberarmköpfe befallen sind, insgesamt in unserem
Krankengut 117mal. Damit ist die Untersuchung der Oberarmköpfe bei der Diagnostik
besonders wichtig. Bei den 57 Fällen mit polyostotischem Befallensein konnte, mit
Ausnahme von 2 Fällen, stets die Beteiligung eines oder beider Oberarmköpfe festgestellt werden, bei den 15 monostotischen 12mal. Damit stehen diese Veränderungen bei
weitem im Vordergrund, wenngleich die Schenkelkopfveränderungen klinisch mehr
in Erscheinung treten.

Eine Gesetzmäßigkeit für das Auftreten von Taucherveränderungen ist aus unseren
Untersuchungen nicht abzuleiten. Auch das zeitliche Auftreten von Skelettveränderungen
sowie die Lokalisation derselben ist sehr unterschiedlich. Der Körpertyp spielt für
das Auftreten von chronischen Skelettbefunden nach unseren Untersuchungen keine
wesentliche Rolle, auch konnten keine ernsthafteren, vor allem pulmonale Erkrankungen
als mögliche Ursache chronischer Skelettveränderungen festgestellt werden.

Experimentelle Untersuchungen, die an der Kieler Klinik auf Veranlassung von einem von uns durch Lübow im Jahre 1952 durchgeführt wurden, dienten zur Klärung der Frage, ob Knochennekrosen vor allem dann auftreten, wenn die vorgeschriebenen Dekompressionszeiten nicht eingehalten werden. Dabei konnte festgestellt werden, daß aseptische Knochennekrosen durch Einwirkung von Druckluft vor allem dann auftreten, wenn die vorgeschriebenen Dekompressionszeiten nicht eingehalten werden. Diese experimentell durch einen über längere Zeit einwirkenden hohen Druck erzeugten aseptischen Knochennekrosen entsprachen dem bei Tauchern bekannten Bild.

Die Verlaufsbeobachtung der von uns registrierten und regelmäßig nachuntersuchten Taucher ergab, daß in vielen Fällen ein Fortschreiten der Veränderungen, vor allem im Bereich der belasteten Hüftgelenke zu verzeichnen war, unbesehen der Tatsache, ob weiter getaucht wurde, oder ob „bends" mit oder ohne Taucherunfälle aufgetreten waren. Neben dem Fortschreiten bekannter Herde konnten in zahlreichen Fällen neue Skelettbefunde, die zwischenzeitlich entstanden waren, aufgedeckt werden, auch hierbei z. T. nach zwischenzeitlich aufgetretenen Unfällen oder Pressionen oder auch ohne äußeren Anlaß, sozusagen spontan. Es ergibt sich damit die wichtige Feststellung, daß bei Tauchern, die jahrzehntelang ohne Skelettveränderungen waren, solche auch noch später, d.h. lange nach Beendigung ihrer Tauchertätigkeit, auftreten und fortschreiten können, bzw. daß bekannte Herde geringen Ausmaßes ohne Fortsetzung der Tauchertätigkeit auch nach Jahren sich vergrößern können.

Zum Unterschied von den Caissonarbeitern sind die Skelettveränderungen bei Tauchern im wesentlichen im Bereich der oberen Extremitäten lokalisiert. Die vor allem im Bereich der Schultern und Hüftgelenke nachweisbaren Arthropathien können, vor allem bewiesen durch Verlaufsbeobachtungen, mit Sicherheit als sekundär bezeichnet werden. Dauerschäden an Muskeln, Sehnen und Sehnenansätzen durch Einwirkung von Druckluft waren nicht feststellbar. Unter 131 Tauchern fand sich einer, der unter dem Krankheitsbild der Periarthritis humero scapularis litt, andere Periostosen lagen nicht vor.

Bezüglich der Begutachtung sei auf das Kapitel VI verwiesen, aus dem zu entnehmen ist, daß alle Schäden chronischer Art, die durch Arbeit unter Druckluft entstanden sind, sei es mit oder ohne nachweisbaren Unfall oder Pressionen, als Berufskrankheit aufzufassen sind nach Nr. 21 der 5. Berufskrankheitenverordnung vom 26. 7. 1952. Neben den Skelett- und Gelenkbefunden ist hierbei vor allem auf Hör- und Gleichgewichtsstörungen sowie Nervenlähmungen zu achten. Bleibende Lähmungen im Sinne von Querschnittslähmungen sind bekannt, desgleichen Dauererkrankungen des Hirnstamms. Die wesentlichen chronischen Erkrankungen spielen sich jedoch im Bereich des Bewegungsapparates an bestimmten Stellen des Skelettsystems ab. Die Früherkennung dieser Schäden und die Deutung beginnender Bilder ist von besonderer Wichtigkeit, vor allem bei Vorliegen von Beschwerden. Die Frage der Berufsfähigkeit ist im Einzelfall nach Betrachtung der gesamten körperlichen und geistigen Leistungsfähigkeit zu entscheiden.

LITERATUR

Physiologische Einführung

ALBANO, G. u. T. INDOVINA: Folia Medica *45*, 785 (1962)

ANTHONY, A.: Beitr. Klin. Tbk. *66*, 340 (1927); *67*, 711 (1928); *87*, 698 (1936)

BERT, P.: La pression barométrique (Paris 1878)

BORNSTEIN, A.: Pflüg. Arch. ges. Physiol. *138*, 609 (1911)

BORNSTEIN, A. u. STROINK: Dtsch. Med. Wo. *38*, 1495 (1912)

BREU W.: Wien. Klin. Wschr. *53*, 400 (1940)

BÜHLMANN, A.: Schweiz. med. Wschr. *91*, 774 (1961)

DE LA CAMP, H.: nach GERBIS u. KÖNIG

EBBECKE, U.: Ergeb. Physiol. *45*, 34 (1944)

FAITELBERG, R. O., S. O. OCAN u. A. M. RATNER: ref. Ber. Physiol. *102*, 89

FEGLER, J.: ref. Luftfahrtmed. *3*, 148 (1939)

FRÄNKEL, A.: Z. Klin. Med. *1*, 49 (1880)

GERBIS, H. u. R. KÖNIG: Drucklufterkrankungen (Leipzig 1939)

HADRA, S.: Z. Klin. Med. 1, 109 (1880)

HAGEN, H. u. J. SEUSING.: Z. f. Kreislauff. *41*, 658 (1952)

HALDANE, J. S.: Respiration, z. Auflage (Oxford 1938)

HELLER, R., W. MAGER u. H. v. SCHROETTER: Luftdruckerkrankungen (Wien 1900)

KELLER, H. u. A. BÜHLMANN: Helv. med. Acta *28*, 764 (1961)

LANGE, B.: Über die komprimierte Luft, ihre physiol. Wirkung (Göttingen 1864)

v. LIEBIG, G.: Mün. Med. Wschr. *43*, 290 (1896); *44*, 255 (1897)

LOEWY, A.: Untersuchungen über die Respiration und Zirkulation bei Änderung des Druckes und O_2-Gehaltes der Luft (Berlin 1895)

MARQUORT, W. u. J. RIETZ: Z. exp. Med. *106*, 684 (1939)

OSZAKI, J. u. A. SZCZEKLIK: Acta Med. Skand. Suppl. *119*, (1941)

PANUM, P. L.: Pflüg. Arch. ges. Physiol. *1*, 125 (1868)

PRAVAZ, CH. H.: Bull. Acad. Med. Paris *15* (1849/50)

QUINKE, A.: Naunyn-Schmiedebergs Arch. exp. Path. u. Pharm. *62*, 464 (1910)

RIETZ, J.: Physiol. Untersuchungen u. Beobachten an Druckarbeitern, (Inaugural-Dissertation, Kiel 1939)

SEUSING, J.: Z. f. Kreislauff. *42*, 186 (1953): Hefte Unfallheilk. *62*, 71 (1960); Wehrmed. Mitt. *10* (1961)

SEUSING, J., H.-Chr. DRUBE, H. BOHNENKAMP u. C. MOSLEHNER: Ärztl. Wschr. *15*, 219 (1960)

WÜNSCHE, O. u. F. LAURENZ: Luftfahrtmed. *5*, 225 (1941)

v. VIVENOT, R.: Zur Kenntnis der physiologischen Wirkungen und der therapeutischen Anwendung der verdichteten Luft (Erlangen 1868)

Akute Drucklufterkrankungen

1. Barotrauma

ALTSCHUL, H.: Wien. med. Wschr. 1895, 2020

BORNSTEIN, A.: Berl. Klin. Wschr. 1918, 1198

FRENZEL, H.: Mschr. Ohrenheilkunde *84*, 271 u. 273 (1950) und in RUFF, S. u. H. STRUGHOLD: Grundriß der Luftfahrtmed. (München 1957)

v. MAUNTZ, H.: Dtsch. Mil. Arzt (1937), 457

ROER, H.: Dtsch. Z. gerichtl. Med. *39*, 378 (1948/49)

STIGLER, R.: Pflüg. Arch. ges. Physiol. *139*, 234 (1911); Fortschr. Naturwiss. Forsch. *9*, 123 (1913)

WIETHOLD, F.: Dtsch. Z. gerichtl. Med. *26*, 137 (1936)

ZÖLLNER, F.: Anat., Physiol., Pathol. u. Klinik der Ohrtrompete (Berlin 1942)

2. Intoxikationserscheinungen

ACHARD, C., L. BINET u. A. LE BLANC: J. Physiol. et Pathol. gen. *23* 489 (1927)

ALBANO, G., P. M. CRISCNOLL, C. B. COPPOLINO: Acta Neurol. *15*, 599 (1962) Neapel

ANTHONY, A. J.: Z. exp. Med. *103*, 451 (1938) Luftfahrtmed. Abh. II, 93 (1938)

ANTHONY, A. J. u. H. KÜMMEL: Z. exp. Med. *106*, 303 (1939)

BEAN, J. W.: Physiol. Rev. *25*, 1 (1945); AMER. J. Physiol. *161*, 417 (1950)

BECKER-FREYSENG, H. u. H. G. CLAMANN: Luftfahrtmed. *7*, 272 (1943); Kli. Wo. *18* 1382 (1939)

BECKER-FREYSENG, H., H. G. CLAMANN u. G. LIEBEGOTT: Luftfahrtmed. *5*, 17 (1941)

BEHNKE, A. R.: Ann. Int. Med. *13*, 2217 (1940)

BEHNKE, A. R., R. M. THOMSEN, P. MOTLEY: Amer. J. Physiol. *112*, 554 (1935)

BEHNKE, A. R. Jr.: Med. Clin. N. Amer. *26*, 1213 (1942)

BEHNKE, A. R. u. O. D. YARBROUGH: U. S. Nav. Med. Bull. *36*, 542 (1938); Am. J. Physiol. *126*, 409 (1939)

BERT, P.: La pression barométrique (Paris 1878)

BERNSMEIER, A.: Z. f. Kreislauff. *48*, 278 (1959)

PINGER, CA. ., L. C. W. FAULKNER u. R. L. MOORE: J. exper. Med. *45*, 849 (1927)

BOHNENKAMP, H.: Hefte Unfallheilkunde *47*, 193 (1954); *66*, 291 (1961)

BORNSTEIN, A. u. STROINK: Dtsch. med. Wschr. *38*, 1495 (1912)

BÜHLMANN, A. Internat. Symposion über Sporttauchen, Ustica 1962; in P. H. ROSSIER, A. BÜHLMANN u. K. WIESINGER: Physiologie und Pathophysiologie der Atmung (Berlin, Göttingen, Heidelberg 1958)

BÜCHERL, E. S.: Anaesthesist *9*, 67 (1960)

CARPENTER, F. G.: Proceedings of the Underwater Physiology Symposion, Washington 1955

CASE, E. M., J. B. S. HALDANE: J. Hyg. (Lond.) *41*, 225 (1941)

COMROE, J. H., D. DRIPPS, P. R. DUMKE u. M. DEMING: J. A. M. A. *128*, 710 (1945)

CULLEN, S. C. u. E. G. GROSS: Science *113*, 580 (1951)

CUSIK, P. L., V. O. BENSON u. W. M. BOOTHBY: Proc. Staff. Meet. Mayo Clin. *15*, 500 (1940)

DAMANT, G. C. C.: Nature (Lond.) *126*, 606 (1938)

DONALD, K. W.: Brit. Med. J. 1947, Bd. I, 667 u. 712

Frey, R., H. Schrieverh F. Waldeck: Dtsch. med. Wschr. *87*, 157 (1962)

Full, H. u. L. Friedric: Kli. Wschr. *2*, 69 (1923),

Hartmann, H.: Diskussionsbemerkung auf der Arbeitstagung über Druckfallkrankheit, Bad Godes-berg 1962

Hill, L. u. J. J. R. Macleod: J. Hyg. *3*, 401 (1903)

Izumiyama, K.: Ber. Physiol. *49* 357 (1929)

Lambertsen, C. J.: Proceeding of the Underwater Physiology Symposion, Washington 1955, in Drill, V. A.: Pharmakology in Modern Medicin (New York 1958), in Bard, P.: Medical Physiology (St. Louis 1961) dort weitere Literatur

Loeschke, H. H. u. K. H. Geertz: Pflüg. Arch. ges. Physiol. *267*, 460 (1958)

Malorny, G.: Naunyn-Schmiedebergs Arch. exp. Path. u. Pharm. *205*, 684 (1948)

Meyer, H. u. H. Hopf: Hoppe-Seyler Z. Physiol. Chem. *126*, 281 (1923)

Nahas, G.G. u. H. Rosen: Fed. Proc. *18*, 111 (1959)

Nielsen, M. u. H. Smith: Acta physiol. scand. *24*, 293 (1951)

Nisell, O. J.: Acta physiol. Skand. *21*, Suppl. 73

Opitz, E.: Klin. Wschr. *20*, 1167 (1941)

Pichottka, J.: Beitr. z. Path. *105*, 381 (1941)

Price, H. L.: Anaesthesiology *21*, 652 (1960)

Schäfer, K. E.: Pflüg. Arch. ges. Physiol. *251*, 689, 716, 726, 741 (1949); J. appl. Physiol. *8*, 524 (1955)

Shilling, C. W. u. W. W. Willgrube: U. S. Nav. Med. Bull. *35*, 373 (1937)

Schmiedehausen, P. G.: Die path. anat. Veränderungen der Lungen bei verändertem Sauerstoff-gehalt der Atemluft, Dissertation Halle 1909

Seusing, J. u. H. Chr. Drube: Kli. Wo. *38*, 1088 (1960); Hefte Unfallheilkunde *66*, 299 (1961)

Seusing, J. u. F. Heuck: Langenbecks Arch. u. Dtsch. Z. Chir. *301*, 538 (1962)

Shok, N. W. u. M. H. Soley: Proc. Soc. Exper. Biol. and Med. *44*, 418 (1940)

Shilling, C. W., R. M. Thomsen, A. R. Behnke, A. Shaw u. A. C. Messer: Am. J. Physiol. *107*, 29 (1939)

Smith, L. J.: J. of Physiol. *24*, 19 (1899)

Wolff, H. G. u. G. Leunox: Arch. Neurol. and Psychiat. *23*, 1097 (1930)

Woodbury, D. M. u. R. Karler: Anaesthesiologie *21*, 686 (1960)

Dekompressionskrankheit

Adams, H. u. B. Pollak: Nav. med. Bull. *30*, 165 (1933)

Bert, P.: La pression barométrique (Paris 1878)

Blinks, L. R., V. C. Twiltty u. D. M. Whitaker: Decompression Sickness (Philadelphia u. London 1951)

Bornstein, A.: Berl. klin. Wo. *47*, 1273 (1910); *51*, 923 (1914); *55*, 1198 (1918)

Döring, H. u. H. König: Bericht der Erprobungsstelle Rechlin 1942

Ewald, G. R. u. R. Kobert: Pflüg. Arch. ges. Physiol. *31*, 160 (1883)

Gerbis, H. u. R. König: Drucklufterkrankungen (Leipzig 1939)

Haldane, J. S.: Respiration, 2. Aufl. (Oxford 1935)

Hartmann, H.: Int. Z. angew. Physiol. einschließl. Arbeitsphysiol. *19*, 67 (1961)

HARTMANN, H. u. K. G. MÜLLER: Z. Flugwiss. *10*, 203 (1962)

HELLER, R., W. MAGER u. H. v. SCHROETTER: Luftdruckerkrankungen (Wien 1900)

KILCHES, R.: Luftfahrtmed. *7*, 35 (1942)

KOLDINOW, W. J., T. A. OSSIPKOWA u. G. J. MARKMANN: ref. Dtsch. med. Wo. *85*, 2341 (1960)

LÖHR, K. u. J. SEUSING: Ärztl. Wschr. *7*, 461 (1952)

MAGER, W.: Handb. Soz. Hygiene u. Gesundheitsfürsorge II 418 (Berlin 1936)

MELLINGHOFF, K.: Z. klin. Med. *127*, 457 (1935)

PICK, L.: ref. Dtsch. med. Wo. *33*, 1151 (1907)

ROSZAHEGY, J. u. J. SOOS: Caisson-Krankheit u. Zentralnervensystem (Leipzig 1956)

SCHÄFER, K. E., W. P. MC. NULTY, C. CAREY u. A. A. LIEBOW: J. appl. Physiol. *13*, 15 (1958)

SEUSING, J.: Ärztl. Wschr. *8*, 465 (1953)

US Navy. Buships: Dekompression tables. pp. 78—81 in: Chapter 95. Salvage section II. Diving. 25 January 1951. US Government printing office, Washington, D. C., 1951, 93 pp.

WAGEMANN, W.: Z. Laryngol. *41*, 777 (1962)

WÜNSCHE, O.: Internat. Z. angew. Physiol. einschl. Arbeitsphysiol. *16*, 453 (1957), *17*, 303 (1958); *18*, 165 (1960)

WÜNSCHE, O. u. H. HARTMANN: Int. Z. angew. Physiol. einschl. Arbeitsphysiol. 18, 456 (1961)

Chronische Veränderungen am Bewegungsapparat

AXHAUSEN, G. u. BERGMANN, F.: Die Ernährungsunterbrechung am Knochen; in HENKE F. u. LUBARSCH, O. Handbuch d. speziellen path. Anat. u. Hist., Bd. 9. Berlin 1937

BASSOE, C.: Amer. J. med. Sci. 526 (1913)

BORNSTEIN, A.: Die Absturzerkrankung der Taucher. Berliner Klin. Wschr. 1918, II, 1198.

BURCKHARDT, H.: Arthritis deformans und chron. Gelenkkrankheiten. Neue Dtsch. Chirurg. 1932

CAMPBELL, C., F., GOLLING u. Mitarb.: Decompression Sickness During. Brit. J. Med. 1960 *17*, 167

CHRIST, A.: Über Caissonkrankheit, mit besonderer Berücksichtigung einer typischen Erkrankung des Hüftgelenkes. Dtsch. Zschr. Chir. *243*, 132 (1934)

COLEY, C., BRADLEY, L. and M. MOORE jr.: Caisson disease with special reference to the bones and joints, Report of 2 cases. Amer. Surg. *111*, 1054—1075 (1940)

DALE, T.: Bone necrosis in divers (Caisson disease). (Knochennekrose bei Tauchern. Caissonkrankheit). Acta Chir. Skandinav. *104*, 153 (1952)

DE LA MARNIERRE, P. u. A. SALAIN: Complications osseuses et articulaires de la maladie de Caissons. J. d Chir. *57*, 40—49 (1941)

FISCHER-HERGET-MOLINEUS: Das Ärztl. Gutachten im Versicherungswesen, München 1955

FOURNIER, A. M. et G. JULLIEN: Aspects Radiologiques de la maladie de Caissons

FRANKE, H.: Caissonkrankheit der Hüftgelenke. Münchner Med. Wschr. 1935, 457

FRÜD, R.: Caissonkrankheit im Schultergelenk. Z. f. Orthop. *87*, 571 (1956)

GERBIS, H.: Drucklufterkrankungen (Caissonkrankheit). Dtsch. Med. Wschr. 1939 II 1152—1156

GERBIS, H. u. KOENIG, R.: Aus Arbeit und Gesundheit: Die Drucklufterkrankungen (Caisson-Krankheiten). Leipzig, 1939

GRÜTZMACHER, K. Th.: Veränderungen am Schultergelenk als Folge einer Drucklufterkrankung. Röntgenpraxis *13*, 216, 1941

HERGET, R.: Primäre Infarkte der langen Röhrenknochen durch lokale Zirkulationsstörungen. Zbl. f. Chir. *77*, 1372 (1952)

—, Neuere Beobachtungen über chronische Gelenkveränderungen bei Tauchern durch Drucklufteinwirkung. Archiv f. klin. Chir. *261*, 330, (1948)

KAHLSTROM, S. C., C. C. BURTON u. D. B. PHEMISTER: Aseptic necrosis of bone I. Surg. etc. 1939, 129

KOOPERSTEIN, S. J. and B. J. SCHUMANN: Acut decompression illness. Report of 44 cases

KOENIG, R: Druckluft-Caisson-Krankheiten beim Bau der Reichsautobahn Havelbrücke-Werder a. d. Südtangente des Berliner Ringes. Münch. Med. Wschr. 1939 I, 370

KÜNTSCHER, G.: Experimentelle Erzeugung von Überlastungsschäden am Knochen. Zbl. f. Chir. 1938 I, 964

LEGER, L.: Die Verletzungen des Intestinums durch komprimierte Luft. Journ. d. Chir. *57*, 189, 1941

LEWIS, H. E. u. W. D. PATON: Decompression sickness during the sinking of a caisson. Brit. J. industr. Med. 1957, 14, 5

LUCK, J. V.: Bone and joint disease. Verlag Charles C. Thomas publisher. Springfield, Illinois, USA

LUCKE, H. v.: Die Dekompressionskrankheiten. Aus: Handbuch d. Inn. Med., 3. Aufl. 61/1941, 935

LÜBOW, H.: Inaugural-Dissertation, Kiel 1952

MAXWELL, H., POPPEL u. W. T. ROBINSON: The Roentgenmanifestation of Caissondisease. Zschr. Amer. Journ. Röntg. *76*, 74, 1956

MOUCHET, A. u. A. MOUGHET: Les lesion des os et des articulations dans la maladie des Caisson. Presse med. Paris 1941, I, 670—673

PACHNER, E.: Austauschtransplantat bei der aseptischen Osteonekrose des Femurkopfes in der Taucherkrankheit. Minerva orthopädica Turino, *6*, 283 (1955)

PLATE, E.: Über einen Fall von Arthrosis deformans des Hüftgelenkes, entstanden durch Preßlufteinwirkung, nebst Betrachtungen über das Zustandekommen solcher Erkrankungen. Arch. f. Orth. u. Unfallchir. *26*, 201 (1928)

PUGH, D. G.: Roentgenologic Diagnosis of Diseases of Bones. Baltimore 1952

REBOUL, J., J. DELOS, J. G. DELORME, J. De ROC, H. BORDRON u. G. CAURAX: Journ. d. Radiol. 37, 685, 1956

RENDICH, R. A. u. I. A. HARRINGTON: Roentgen findings in caisson disease of bone. Radiology, *35*, 439—448 (1940)

RETTIG, H.: Caissonnekrose am Hüftkopf. Monatsschr. f. Unfallheilkunde *54*, 338, (1951)

SCHRÖTTER, D. v.: Sauerstoff in der Prophylaxe der Preßluftkrankheiten. Berlin 1906

SLÖRDAHL, J.: Aseptic necrosis of bone in caisson disease. Tipsskr. Norsk. Laegefor. *73*, 300 (1953)

TAYLOR, H. K.: Aseptic necrosis in adults, caisson workers and others. Radiology, *42*, 550—559 (1944)

THORNE, I. J.: Caissondisease. J. A. M. A., *117*, 585—588 (1941)

WIESINGER, K.: Mensch und Höhe. Aus: Dokumenta Geigy, Basel 1956

GERÄTE UND VORSCHRIFTEN FÜR DIE AUSFÜHRUNG VON DRUCKLUFTARBEITEN UND FÜR DIE TAUCHEREI

1. *Allgemeines*

Besondere physikalische und physiologische Bedingungen sind zu beachten beim Arbeiten unter höherem Luftdruck als 1 atm. Sie treten auf bei Gründungsarbeiten in Senkkästen, Schächten, Tunnels, Taucherglocken sowie beim Tauchen unter Wasser mit einem unstarren Tauchergerät, z. B. den bekannten Helmtauchergeräten und den Leichttauchergeräten.

2. *Druckluftarbeiten*

Gründungsarbeiten an Bauwerken, bei denen das Grundwasser nicht ohne weiters ferngehalten werden kann, werden u. a. in druckfesten Hilfsbauten (Senkkästen oder Caissons) vorgenommen. Dabei werden die Caissons mit Druckluft angefüllt, so daß das Grundwasser oder Umgebungswasser bis an die Unterkante des unten offenen Caissons zurückgehalten wird. Der erforderliche Luftdruck entspricht dabei dem Wasserdruck an der Unterkante des Caissons, d. h. für je 10 m Wassertiefe muß der Luftdruck 1 kp/cm² betragen. Der Innenraum des Caissons ist durch eine Personenschleuse von außen zugänglich. Das einzubringende oder abzuführende Baumaterial wird durch die Materialschleuse befördert. Es sind abbaubare Caissons und auch bleibende Caissons in Gebrauch.

2. 1. *Abbaubare Caissons*

Abbaubare Caissons werden nach Fertigstellung der Gründungsarbeiten demontiert und von der Baustelle fortgeschafft. Sie sind auch als Taucherglocken bekannt und werden meist zur Vorbereitung des Baugrundes unter Wasser oder zur Regulierung von Flußläufen, Abtragung der Flußsohle und dergleichen lang dauernden Arbeiten verwendet.

2. 2. *Schildvortrieb*

Beim Bau von Tunnels, Dükern u. dergl. wird manchmal ein Teil der Tunnelwand als Caissonwand verwendet und nur eine druckfeste, kreisrunde Scheibe eingefügt, die den Tunnelquerschnitt ausfüllt.

2. 3. *Bleibende Caissons*

Bleibende Caissons sind meist als Teil des zu errichtenden Bauwerkes hergerichtet, z. B. Pfeiler für Unterwasserbauwerke, Brückenpfeiler und dergleichen. Während des Absenkens des Caissons wird oberhalb desselben bereits der spätere Pfeiler errichtet, so daß diese Arbeitsstelle stets oberhalb des Wasserspiegels bleibt.
Nachdem der als Pfeiler dienende Caisson in die richtige Tiefe und Position gebracht worden ist, wird der als Arbeitsraum dienende Innenraum mit Baustoffen (Beton) gefüllt und zum fertigen Brückenpfeiler ergänzt.

2. 4. *Polizeiliche Vorschriften*

Die Verordnung für das Arbeiten in Druckluft (v. 29. 5. 1935) gilt für alle Arbeiten in Räumen (z. B. Senkkästen, Schächte, Tunnels, Taucherglocken), in denen der innere Luftdruck den äußeren Luftdruck um mindestens 0,1 kp/cm² übersteigt. Nicht unter die Verordnung fallen Taucherglocken, die keine Schleusen haben und Taucherarbeiten. Der in Caissons zulässige höchste Arbeitsdruck beträgt 3 kp/cm². Ist ein höherer Überdruck erforderlich, so kann die höhere Verwaltungsbehörde einen solchen festsetzen, aber nur bis 3,5 kp/cm². Darüber hinaus dürfen Druckluftarbeiten nicht ausgeführt werden. Der Druck im Caisson muß durch ausreichend dimensionierte Luftpumpen aufrechterhalten werden. Es muß für jeden im Caisson befindlichen Arbeiter 30 Nm²/h Frischluft eingebracht werden.

Nach der Verordnung beträgt die max. zulässige tägliche Arbeitszeit:

Bei Überdruck von 2,0   kp/cm² — max. 8 Stunden
Bei Überdruck von 2,0 bis 2,5 kp/cm² — max. 6 Stunden
Bei Überdruck von 2,5 bis 3,0 kp/cm² — max. 4 Stunden
Bei Überdruck von 3,0 bis 3,5 kp/cm² — wird die max. Arbeitszeit
                                von der höheren
                                Verwaltungsbehörde fest-
                                gesetzt.

Die Ausschleusungszeiten müssen mindestens sein:
Bis 0,5 kp/cm₂ Überdruck — 5 min,
bis 1,3 kp/cm₂ Überdruck — 13 min,
bis 1,5 kp/cm² Überdruck — 25 min,
bis 2,0 kp/cm² Überdruck — 35 min,
bis 2,5 kp/cm² Überdruck — 50 min,
bis 3,0 kp/cm² Überdruck — 70 min.

3. Helmtauchergeräte

Das sind Geräte, bei denen der Taucher sich in einem wasserdichten Tauchergerät befindet, wobei der Kopf und der Hals des Tauchers sich in einem starren, aus Metall hergestellten Taucherhelm befinden. Der übrige Körper wird von einem flexiblen, aus wasserdichtem, gummiertem Gewebe hergestellten Taucheranzug überdeckt. Taucherhelm und Taucheranzug sind in Halshöhe miteinander luft- und wasserdicht verbunden.

Beim Aufenthalt im Wasser in aufrechter Stellung stellt sich im Helm und im oberen Teil des Anzuges eine Luftblase ein, deren Unterkante etwa bis zur Hüfte reicht. Aus dieser Luftblase atmet der Taucher ein und in sie atmet er aus. Die Größe der Luftblase kann vom Taucher selbst reguliert werden, indem aus dem Luftablaßventil am Taucherhelm mehr oder weniger Luft von innen nach außen abgegeben wird. Bei großer Luftblase ist das Eigengewicht des Gerätes unter Wasser gering, die Standfestigkeit des Tauchers ebenfalls. Je kleiner die Luftblase gehalten wird, desto höher wird das Eigengewicht des eingetauchten Gerätes und die Standfestigkeit des Tauchers.

Unterhalb der Luftblase legt sich der Taucheranzug infolge des Wasserdruckes fest gegen den Körper des Tauchers an. Damit der Taucher trotz des großen durch die Luftblase verursachten Auftriebes mit einem erforderlichen Untertrieb unter Wasser bleibt, sind zusätzliche Gewichte erforderlich. Sie sind am Körper des Tauchers so verteilt, daß die Bewegungen unter Wasser sich von den gewohnten Bewegungen an der Luft nicht wesentlich unterscheiden. An Gewichten sind vorhanden:

Brustgewicht,
Rückengewicht,
Sitzgewicht,
Taucherschuhe.
Die Luft in der Luftblase muß ständig atembar gehalten werden. Das geschieht dadurch, daß der bei der Atmung verbrauchte Sauerstoff ergänzt und die dabei erzeugte CO_2 entfernt wird.

3. 1. Helm-Schlauchtauchergerät

Dem Helm-Schlauchtauchergerät wird von der Wasseroberfläche her über einen Luftzuführungsschlauch die erforderliche Menge Luft mit einem Druck, der etwa der Wassertiefe entspricht, zugeführt. Die erforderliche Menge Luft sorgt dafür, daß der CO_2-Teildruck im Taucherhelm den Wert von 0,02 ata nicht übersteigt. Mit dieser Menge ist gleichzeitig der ausreichende Sauerstoff-Teildruck garantiert. Er soll mindestens 0,2 ata betragen und darf nicht über 1,8 bis 2 ata liegen.

Die Taucherluft wird entweder mit der Taucherhandluftpumpe aus der Umgebung gefördert oder aber aus der Taucherpreßluftanlage entnommen, deren Hochdruckbehälter von Zeit zu Zeit durch einen Hochdruckluftkompressor wieder aufgeladen werden.

Die Taucherluft muß atembar sein. Darunter versteht man, daß die Luft

mindestens	20 %	Sauerstoff
nicht mehr als	0,1 %	CO_2,
nicht mehr als	0,002 %	CO,
nicht mehr als	20 mg	Öldampf/Nm³,

enthält, sowie frei von Wasser, Staub und anderen Fremdkörpern ist.

Der Luftschlauch ist am Taucherhelm mit dem Luftanschlußstutzen verschraubt. Dieser Stutzen enthält ein federbelastetes Rückschlagventil. Das ist wichtig, damit beim Versagen der Taucherluftpumpe oder beim Reißen des Luftschlauches mit Sicherheit verhindert wird, daß der Inhalt der Luftblase im Taucheranzug durch den defekten Schlauch entweicht. Dann würde nämlich sofort ein relativer Unterdruck im Taucherhelm auftreten und den Taucher in Lebensgefahr bringen (Blaukommen). Auch ein schneller Abstieg muß vermieden werden. Wenn beim schnellen Abstieg die Luft nicht schnell genug in das Gerät strömt, so daß die bei der Kompression kleiner werdende Luftblase nicht rechtzeitig größer wird, ist ebenfalls ein relativer Unterdruck im Helm möglich mit den oben geschilderten Folgen.

Bei Luftversorgung durch die Taucher-Handluftpumpe kann durch Zuruf die Pumpenmannschaft veranlaßt werden, in einem solchen Falle schneller zu pumpen.

Bei Luftversorgung aus einer Preßluftanlage ist das nicht möglich. Deshalb wurde der Taucherautomat entwickelt, der automatisch dafür sorgt, daß beim Tiefergehen des Tauchers eine der größer werdenden Tauchtiefe angepaßte größere Luftmenge an den Taucher abgegeben wird.

3. 2. Schlauchloses Helmtauchergerät

Bei diesem Gerät wird die Luft in der Luftblase durch eine eingebaute Lufterneuerungsanlage ständig erneuert. Eine Luftzufuhr von der Wasseroberfläche über einen Luftschlauch findet nicht statt. Die Lufterneuerungsanlage ist als geschlossenes Gerät auf dem Rücken tragbar und in das Tauchergerät eingebaut. Der Taucherhelm ist durch die kurzen Faltenschläuche und mit dem Rückenapparat verbunden. Die Sauerstoff-Flasche und die Preßluft-Flasche, beide 2,8 l fassend und auf 200 at Druck aufgefüllt, sind zusammengeschaltet und speisen gemeinsam den Druckminderer, der den Flaschendruck auf etwa 10 atü herabsetzt. Unter diesem Druck wird der Injektor betrieben, der durch den Schlauch und die CO_2-Absorptionspatrone die Luft aus dem Taucherhelm absaugt und die von CO_2 gereinigte und mit dem Sauerstoff der Treibgasmenge aufgefrischte Luft über den Schlauch in den Helm zurückfördert.

Zum Auffüllen der Luftblase während des Abtauchens kann man aus dem Brustgewicht und durch kurzzeitiges Öffnen des Flaschenventiles Preßluft in den Taucherhelm überströmen lassen. Die Flaschengrößen und die Injektorleistung sind so bemessen, daß die Gesamtgebrauchszeit bis zu 180 min beträgt. Die größtmögliche Tauchtiefe beträgt 40 m.

Die Helmtauchergeräte haben wegen der erforderlichen Belastungsgewichte ein verhältnismäßig hohes Gesamtgewicht. Sie werden deshalb auch schwere Tauchergeräte genannt.

4. Leichttauchergeräte

Im Sport, Rettungswesen, in der Forschung, bei der Marine und schließlich auch für gewisse gewerbliche Taucherarbeiten werden ausschließlich Leichttauchergeräte verwendet. Leichttauchergeräte werden überwiegend als Preßluft-Behältergeräte mit lungenautomatisch gesteuerter Einatemluft verwendet. Nur in geringem Umfang, z.B. für Aufgaben der Marine, verwendet man Sauerstoff-Kleintaucher-geräte.

4. 1. Preßluftbehältergeräte

Preßluftbehältergeräte sind offene Geräte ohne Regenerierung der Ausatemluft. Sie bestehen aus den Preßluftbehältern, dem Lungenautomaten, den Atemschläuchen mit Ventilen, dem Mundstück und der Taucherbrille.

Beim Einatmen entsteht ein geringer Unterdruck auf der Einatemseite des Lungenautomaten. Dieser Unterdruck öffnet das Preßlufteinlaßventil solange, bis die Einatemphase abgeschlossen ist. Dann hört auch der Unterdruck auf und das Einlaßventil schließt sich. Die Ausatemluft tritt aus dem Auslaß-ventil ins Wasser aus.

Bei jedem Einatemzug wird die Lunge des Trägers mit der Luft aus dem Hochdruck-Behälter gefüllt. Die in die Lunge einströmende Luft hat stets den Druck, der der Wassertiefe entspricht. Der Luft-verbrauch ist daher in geringer Tiefe geringer als bei größerer Tiefe. Entsprechend ist die Gebrauchs-dauer des Gerätes mit größerer Tiefe geringer.

Die Preßluftbehältergeräte werden in wärmeren Gewässern ohne Taucheranzug angewendet. In kaltem Wasser ist es notwendig, einen wasserdichten Anzug oder einen Wärmeschutzanzug zu tragen.

4. 2. Sauerstoff-Kleintauchgeräte

Diese Geräte werden auch als geschlossene Geräte bezeichnet. Ein solches Gerät besteht aus der Sauer-stoff-Flasche, dem Atembeutel, der Absorptionspatrone, den Atemschläuchen und der Einrichtung für den geringen, aber konstanten Zufluß von Sauerstoff in den Atemkreislauf.

Der konstante Sauerstoffzufluß entspricht etwa dem durchschnittlichen O_2-Verbrauch des Tauchers. Wenn der Sauerstoffverbrauch höher ist als der O_2-Zusatz, so nimmt der Sauerstoffgehalt des Atem-beutels ab. Kann er dabei unter den Teildruck von 0,15 at abfallen, dann würde O_2-Mangel auftreten. Wenn aber der Sauerstoffverbrauch geringer ist als der Zufluß, steigt der O_2-Teildruck im Atembeutel an. Der Zufluß ist so gewählt, daß der O_2-Teildruck nicht unter 0,15 atm liegt. Das Gerät darf aber nur bis max. 10 m Tauchtiefe verwendet werden.

Das geschlossene Leichttauchgerät mit Regeneration der Atemluft für den Betrieb mit Sauerstoff ist bei gleicher Gebrauchsdauer mit wesentlich kleinerer Flasche ausgerüstet als das Druckluftbehältergerät und hat ein geringeres Gewicht. Die Gebrauchsdauer ist von der Tauchtiefe nahezu unabhängig. Es darf aber nur in geringen Tiefen angewendet werden (s. o.). Für den Gebrauch innerhalb der gewerb-lichen Taucherei ist es *nicht* zugelassen.

PRAKTISCHE DIAGNOSTIK
OHNE KLINISCHE HILFSMITTEL
2., erweiterte Auflage
von *W. Hirsch* und *K. Rust*

———

HERZ, KREISLAUFKRANKHEITEN UND SPORT
Von *H. Reindell* und Mitarbeitern

———

DAS KLIMA IN DER THERAPIE
INNERER KRANKHEITEN
Von *H. Jungmann*

———

PRAKTISCHER EKG-KURS
2., erweiterte Auflage
von *M. J. Halhuber* und *R. Günther*

———

RÖNTGEN-AUFNAHMETECHNIK
Von *R. Janker*
Teil I Einstellungen, 6., durchgesehene Auflage
Teil II Röntgenbilder, 5., durchgesehene Auflage

———

IM VERLAG JOHANN AMBROSIUS BARTH
MÜNCHEN